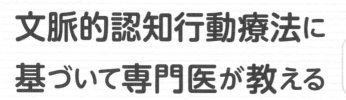

文脈的認知行動療法に
基づいて専門医が教える

思春期の
行動を引き出す
対話法

でも，私，いまの生活で
困ってないから

ストレスフリーな生活，
最高！
みたいな？

ストレスフリーだけど，
最高かと言われると，
わかんないけど

ストレスがなければ最高，
というわけじゃなくて？

逆に，これでいいのかな，
と思うこともあって，今度は，
それがストレスな気もして……

これで
いいのかな……？

著　細川 大雅
Taiga Hosokawa

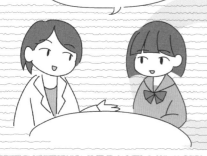

あなたの意思とは別に…

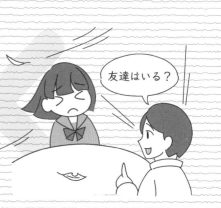

友達はいる？

精神看護出版

本書を手にしていただいたみなさんへ

　本書は,「悩める思春期の方々の力になりたい」けれど,次のような理由で,「どうかかわったらうまくいくのかわからない」と苦慮している,医療・福祉・教育現場の支援者のためにあります。

「気持ちがわからない」
「本人が支援を望んでいない・問題意識がない・長期的視点をもてない」
「問題を正面から扱うことが解決につながらない」
「正しい助言が響かない」

　これらは思春期によくある特徴であり,それが思春期の支援を難しくさせています。これらの特徴は思春期に限られるわけではなく,大人の要支援者においてもしばしばみられますので,大人の支援において同じような難しさを感じている支援者にも本書は役立つものと思います。

　支援者のみなさんは,傾聴・共感・受容を心がけ,真摯に要支援者に向き合っていらっしゃることと思いますが,ときにはそれだけではうまくいかないこともあるでしょう。本書では,「失敗例」と「成功例」を対比しながら,うまくいかない原因を明らかにし,効果的に支援していくためのアプローチをお伝えしていきます。病棟でのコミュニケーションから学校での生徒支援まで,本書のアプローチをご活用ください。

　なお,本書は発達障害などの特定の障害や疾患を前提とはしていません。どんな障害や疾患があろうとなかろうと,困りごとを抱える思春期の方と話すときに役立つ普遍的な内容となっています。

　本書のアプローチは学習理論に基づく認知行動療法を基盤としています。特に,

自身の不快な感情を受け入れ，自分にとって価値ある行動に取り組む，アクセプタンス＆コミットメント・セラピー（本書ではACTと表記）を中心とした文脈的認知行動療法を理論的根拠としています。

　ここでは，認知行動療法に基づいて，特に文脈における支援者の言葉の機能に注意を向けながら，クライエントとの対話をみていきます。それにより，「どうして自分の言葉が相手に響かないのか？」と悩んでいる方にはその理由が見えてくるでしょうし，「なんとなくうまくいっている」方にも自分の発している言葉が機能している理由が理解できることでしょう。

　この本は思春期の心が「読める」ようになるための本ではありませんし（そんな方法はありません），思春期の心などというものは本人にも永遠にわからないままの謎かもしれません。しかし，理解するための枠組みがわかると，どうしてそのような困りごとを抱えているのか，どのような支援が可能なのかを考えていくことができるでしょう。

　本書では，まずPART1で「思春期支援のエッセンス」を解説します。このPARTでは，思春期クライエントの特徴と思春期支援のゴール（とそのゴールに至る道筋），また思春期支援において大切な概念・技法を紹介しています。

　PART2とPART3で，〈親に連れられてやってきた思春期のクライエント〉という同一のケースの「初回インテーク場面」を取り上げ，思春期支援の目標である「自分で考え，自分で行動できる」ための支援，つまりモヤモヤの言語化に始まり，「自己理解」→「意思形成」→「意思決定」→「行動」までを伴走するカウンセリング場面を紹介していきます。ここではセラピスト・クライエントの言動のもつ意味や機能を詳述しています。

　PART4では，PART3で紹介した「カウンセリングの成功例」の一部をピックアップし，あらためて一連のやりとりのなかで展開された対話法の理論的背景を解説します。

もくじ　CONTENTS

本書を手にしていただいたみなさんへ　　　　　　　　　　002

PART **1**　思春期支援のエッセンス　　　　　　　007

◆思春期支援の特徴と心がまえ　　　　　　　　　　008

はじめに　　　　　　　　　　　　　　　　　008

みずから望んで相談に訪れるわけではない　　　008

主訴がない・問題意識がない　　　　　　　　　009

問題を正面から扱うことが解決につながらない　010

長期的視点をもてない　　　　　　　　　　　　010

正しい助言が響かない　　　　　　　　　　　　011

気持ちがわからない　　　　　　　　　　　　　011

◆思春期支援にとってのゴールとそのゴールに至る道　　013

スタート地点　　　　　　　　　　　　　　　　013

ゴール地点　　　　　　　　　　　　　　　　　013

ゴールへ至る道　　　　　　　　　　　　　　　014

　1. ゴールへ至る道：自己理解

　2. ゴールへ至る道：意思形成

　3. ゴールへ至る道：意思決定

　4. ゴールへ至る道：行動

◆思春期支援にとって大切な概念・技法を知ろう　　　019

共感とは何か？　共感するときの注意点は？　019

不適応行動とは何か？　どうしたら減らすことができるのか？　021

強化とは何か？　セラピストは何を強化すべきなのか？　023

◆文脈とは何か？　なぜ，内容ではなく文脈に目を向けるのか？　026

PART 2　カウンセリングの実際（失敗編）　029

◆自己理解・意思形成・意思決定・行動に導くカウンセリング（失敗例）　030

1. 導入前の声かけ（失敗例）　031

2. 導入（失敗例）　032

3. 問題認識を確認する（失敗例）　034

4. 道を探す（失敗例）　037

5. 道筋に沿って情報を収集（失敗例）　040

6. 現在の生活に焦点を当てる（失敗例）　046

7. 向かう方向を考える（失敗例）　048

8. 危機介入（失敗例）　050

9. 向かう方向に沿った道づくり（失敗例）　052

後日談　054

PART 3　カウンセリングの実際（成功編）　055

◆自己理解・意思形成・意思決定・行動に導くカウンセリング（成功例）　056

1. 導入前の声かけ（成功例）　057

2. 導入（成功例）　059

3. 問題認識を確認する（成功例）　062

4. 道を探す（成功例）　067

5. 道筋に沿って情報を収集しながら価値観を描き出す（成功例） 073

6. 表面上の問題ではなく，本当の問題を探る（成功例） 081

7. 現在の生活に焦点を当てる（成功例） 083

8. 向かう方向を考える（成功例） 089

9. 危機介入（成功例） 093

10. 向かう方向に沿った道づくり（成功例） 099

後日談 108

PART 4 カウンセリングの理論的背景 109

◆ PART3（成功例）の重要局面を理論的に振り返る 110

はじめに 110

文脈における内容と機能（p.061） 111

文脈における選択的強化（p.070） 112

体験の回避（p.086） 115

価値および価値に基づいた行動（p.102〜103） 116

本書のおわりにあたって 118

PART 1

思春期支援の
エッセンス

思春期支援の特徴と心がまえ

はじめに

　本書は悩める思春期の力になりたい，そう願う支援者のためにあります。悩める思春期（本書ではクライエントと呼びます）を前に，支援者（本書ではセラピストと呼びます）は，こんな流れを期待していませんか？

- **セラピスト[T]**：「お困りごとは何ですか？」
- **クライエント[C]**：「実はこういうことで困っていて……」
- **セラピスト[T]**：「そうなのですね。では，その問題を一緒に解決していきましょう」

　大人のクライエントであればそのような流れで支援がうまく運ぶのですが，思春期ではそううまくはいきません。なぜでしょうか？　その理由は思春期特有の課題と，それによる支援の難しさにあります。まずは思春期特有の課題と難しさを1つずつみていきましょう。

みずから望んで相談に訪れるわけではない

　大人であれば，「困っていることを解決する」ために，支援者のもとを相談に訪れます。しかし，思春期のクライエントがみずから相談に訪れることはあまりありません。援助希求の力の乏しさに加えて，そもそも援助を求めていない思春期では，多くの場合，大人に勧められてやってくることになります。「イヤイヤ連れてこられた」思春期クライエント本人とセラピストとの支援関係は，ゼロという

よりも，否定的な感情を伴ったマイナスからのスタートということが往々にして
あります。

主訴がない・問題意識がない

　大人に言われてやってくる思春期クライエントには，主訴（解決すべき問題・
達成すべき目標）がないことが珍しくありません。ですので，とりあえずやって
きたものの，そもそもみずから相談すべき内容がありません。

　もちろん，周囲の大人は本人の不登校など，何かしらの問題に困っていて，そ
の解決のために本人を連れてくるわけです。しかし，「家族の困りごと＝本人の困
りごと」というわけではありません。「学校に行かずに家にひきこもってゲームば
かりしている」など，客観的には問題が明らかのように見えたとしても，本人が
そのことを問題と認識していない段階でその問題を扱うことは，解決につながら
ないばかりか，反発を招くだけとなります。

　そもそも思春期の問題は原因を特定して解決すればよいというほど，簡単では
ありません。いじめや虐待など明確な原因がある場合はもちろん解決しなければ
なりませんが，ほとんどの場合はそのような明確な原因はなく，それを解決すれ
ば学校に行けるというものはありません。また，一見，原因に思えるものを見つ
け，それを解決したとしても，また別の原因らしきものが出てくる，ということ
がくり返されることもあります。

　そんなときは，原因—結果という因果関係で考えるよりも，いまの状態を維持
しているメカニズムに学習理論の観点から目を向けてみましょう。学校に行けな
いという行動がふとしたきっかけ（例：自分が勉強できると思って入学したら，
まわりはもっと勉強ができて自信がなくなった）で起こり，その行動が何らかの
維持要因（例：好きなだけゲームができる，勉強のことを考えなくてよい）によ
って維持されている，といったことが見えてきます。

　このような場合，クライエントの防衛的反応として，行動（学校へ行く）を変

えるよりも，認識（学校へ行くことは重要→あんな学校は行く必要がない）を変えてしまうことがあります。これを，心理学用語で認知的不協和と呼びます。

　原因と思えること（たとえば「学校の始業時間の早さ」）を解決しないと，問題（たとえば「不登校」）は解決しないのではないか，と考えてしまうと解決不能に陥ります。思春期を取り巻く環境には解決不能な課題（学校のこと，家のこと，社会のこと）が無数にありますが，原因がどうなるかにかかわらず，問題を乗り越えていくことは可能ですので，むやみに原因にとらわれないようにしましょう。

問題を正面から扱うことが解決につながらない

　もちろん，思春期クライエントがみな，問題意識がないわけではありません。「お腹が痛くて学校に行けないので，腹痛を治したい」という主訴はよく聞かれます。その場合，腹痛を治す方法を教えるとよいのでしょうか？　その結果，学校に行けるようになるのでしょうか？

　そのアプローチでうまくいくこともちろんありますが，なかなかそう簡単にはいかないものです。なぜならば，「お腹が痛い」あるいは「そのために学校に行けない」というのは，表面的な問題にすぎないからです。表面的な問題は，深層にある原因の結果にすぎません。その原因は何らかの不全感であったり，先が見えないことであったり，アイデンティティ上の課題であったり，そして，それらが自覚できないことによるわけですが，それらの原因にうまく折り合いがつかないと，結果として表に現れている問題もなかなか変わりません。表面的な問題に正面から取り組むだけでは，解決が難しいのが思春期なのです。

長期的視点をもてない

　思春期クライエントは，目の前のつらいことや楽しいことに振り回されがちで，先のことを考えることが苦手です。それに対し，専門家はその専門的な知識と経

験から先を見とおすことができますので，長期的な視点に立ち，短期的にはスト
レスでも，長期的には身になる選択を，本人ができるようにしていけるよう支援
する必要があります。

正しい助言が響かない

　目の前のことに翻弄されがちな思春期クライエントを，専門家は長期的な視点
から俯瞰することができます。それに基づき，「将来のためにこうしたほうがよ
い」と助言するとよいのでしょうか？

　思春期はそれほど単純ではありません。「正しい」助言ならば，「将来のためには
いまがんばって勉強したほうがいい」といった助言をはじめ，思春期クライエン
トは親や教師からさんざん聞かされています。さらに，支援者がクライエントの
考えや行動を正そうと助言すると，クライエントは逆に防衛的になり，耳を塞い
でしまいます。「そうしたほうがいい」というのは頭のどこかではわかってはいて
も，「できれば苦労したくない」，あるいは「言われると逆にやりたくなくなる」と
反発してしまうのが思春期です。結果，「そうだけど～」といった反論を受けて結
局はやらないまま，といったことになりがちです。実際に行動に移せなければ助
言は意味を成しません。

　そんなとき，やらないことを支援者はクライエントの意欲のなさのせいにして
しまいがちです。クライエントのせいにしていては何も解決しません。意欲を引
き出すことや，助言を素直に受け入れられるように働きかけることまでもが，支
援者の役割なのです。

気持ちがわからない

　「思春期の子どもの考えていることがわからなくて」と嘆く親が多いですが，同
様に大人である支援者も同じように感じるかもしれません。

誰ならば，思春期の気持ちがわかるのでしょう？　やはり，思春期の只中にいるクライエント自身でしょうか？　そう考えて思春期クライエントに気持ちを尋ねても，返ってくるのは，「イヤ」「ムカツク」「メンドイ」といった，ざっくりとした言葉ばかり。誰よりも思春期の気持ちがわかっていないのは，思春期クライエント自身なのかもしれません。だからこそ，お腹が痛くなったり（身体化），ものや他人や自分に当たったり（行動化），言葉にならないさまざまな表れ方をするのでしょう。

　思春期の気持ちは，まわりの大人はおろか，本人を含め誰にもわからない，というのが実際のところではないでしょうか。

　ここまで，思春期の課題とそれゆえの支援の難しさを挙げてきましたが，「わからない」という前提から出発するからこそ，思春期の気持ちを想像しながら近づいていくことができますし，それに合った支援をしていくことができます。

　次項からは，その方法についてみていきましょう。

思春期支援にとってのゴールと
そのゴールに至る道

　前項で思春期クライエントの課題と，それゆえの支援の難しさを述べました。この難題を前に，支援者である私たちはどうしたらよいのでしょうか？

　それには，スタート地点，ゴール地点，その間を結ぶ道（ルート）を考えるとわかりやすいでしょう。

スタート地点

　思春期クライエントへの支援に際して，スタート地点となるのは，「大人とは違う」と同時に，「子どもとも違う」ということを認識することです。思春期は小さな大人でもなければ，大きな子どもでもありません。

　大人であれば通常，自身の困りごとを認識しており，その問題を解決したいという動機がありますので，その解決を手伝えばよいですが，問題を認識しておらず解決する意思もない思春期クライエントでは，そうはいきません。子どもであれば，問題の認識と解決は大人が主導することになりますので，解決策を示して本人や親を指導すればよいですが，助言の響かない思春期クライエントでは，やはりそうはいきません。

　そういった思春期特有の課題を踏まえ，大人とも子どもとも違う，思春期特有の支援を始めましょう。

ゴール地点

　では，思春期クライエントに対する支援は，どのようなゴールへ向けて進めて

いけばよいのでしょうか？

　思春期の目標は一言で表現すると,「自分で考え,自分で行動できる」ようになることです。そうなることが,思春期における成長であり,大人になるということでもあります。そうなれるようクライエントの成長をサポートすることこそ,支援者の役割となります。

　成長というのは,たとえて言うと,「自分で自転車に乗れる」ようになるようなものです。クライエントが自転車に乗れるようになるのを支援者は手伝うことはできますが,支援者が代わりに乗ることはできません。クライエントが自転車に乗れないからといって,支援者がいつまでも後ろを支えていては,クライエントはいつまでたっても自分1人で前へ進めません。支援者ができることは,自転車で進める道があることを示すこと,その道をクライエントが進みたいと思えば,自転車に乗れるよう支援することです。その支援により,クライエントは自分の力で自転車をこぎ,自分の道を進んでいくことができるようになっていきます。

　自分の道（人生）を進む際のキーワードが,「意思決定」と「行動」です。自分の意思と行動が自分自身の人生を形づくり,自分の生きる意味と責任を実感していく時期が思春期と言えるでしょう。

ゴールへ至る道

　では,その思春期のゴールへはどうやって向かえばよいのでしょうか？　思春期クライエントが自分自身の人生を形づくるには,自分の気持ちを理解し（自己理解）,やりたいことを見つけ（意思形成）,やることを決め（意思決定）,それを行動に移すという段階があります。この「自己理解」→「意思形成」→「意思決定」→「行動」という道筋をつくり,進むことが成長と言えます。

　思春期クライエントが自身の中のモヤモヤを言語化を通して理解し,そのモヤモヤが意思として形を成し,行動へとつなげていくことをサポートするのが,支援者です。

　思春期クライエントが自分自身と自身の抱える問題を認識し，問題を解決する意欲をもち，問題を解決するための道を決め，一歩を踏み出していくための各ステップをみていきましょう。

1．ゴールへ至る道：自己理解

　思春期には，ただモヤモヤとした感情や衝動があふれています。そのモヤモヤをクライエント自身は把握しておらず，うまく言葉にできないものです。モヤモヤを言語化することで，クライエント自身が自分の気持ちや考えを理解していくことが，最初の重要なステップになります。

　その入口となるのが，クライエントの意識のなかにあるものを知り，大切に感じていること（価値観の基礎となるもの）を知ることです。クライエントの興味・関心のある対象に関する対話などを通してクライエントの価値観を描き出していくと，そこに現在ひっかかっているものがクライエント自身にも見えてきます。思春期クライエントは，自分がどのような問題を抱えているかの認識が乏しいものですが，こういったプロセスを経て自身が抱えている問題を自覚していくようになります。

　みずからの問題に無関心だったクライエントが，次第に「自分ごと」として問題をとらえられるようになると，それを自分で何とかしようとする，自律，そして自立へと進んでいきます。

　そのステップを支援者は主に言語的なかかわりで支援していくわけですが，思春期のモヤモヤを言語化できるようになることには，どのような意味があるのでしょうか？　自分の気持ちや考えは，モヤモヤのうちは自分でも扱いきれない，自分を突き動かす感情や衝動にすぎませんが，言語化することで，把握できるようになり，「自分がいまどうしてこんなにつらいのか（心だけでなく体も）」「どうしてこんな行動を取ってしまうのか」などを理解できるようになります。

　自分の困りごとが理解できれば，対処方法を考えることができます。自分が大切にする価値を理解できれば，それを基にみずからの進むべき道を考えることが

でき，そのための行動を取ることもできます。

　さらには，まわりの人たちに自分のことを理解してもらったり，助けを求めたりすることができるようにもなります。

2. ゴールへ至る道：意思形成

　思春期の課題は，クライエント自身の問題認識のなさだけではありません。思春期クライエントは，「認識がない」×「意欲がない」×「自信がない」のが特徴です。

　大人のように，「認識がある」「意欲がある」にもかかわらず，「自信がない」場合は，専門家が力を貸す問題解決アプローチで解決することが可能です。たとえば，「自転車に乗れないこと」を問題に，「自転車に乗れるようになること」を目標に設定して，専門家の助言を基に問題解決に取り組むことは，大人ではとても有効です。

　一方，思春期では同じように支援を設定しても，そもそも「自転車に乗れなくたって困らないし～」と問題解決への意欲がなければ，問題解決アプローチは有効となり得ません。それを「本人の問題意識がないから」「意欲がないから」と，自己責任の名のもとに放置しておくと，後になってから困り，取り返しのつかないことにもなりかねません。

　思春期クライエントで問題解決アプローチを有効とするには，まずは問題を認識してもらったうえで，解決する意欲を高めてもらうステップが欠かせません。ただ，「問題を認識しなさい・解決しなさい（将来困るからいまなんとかしなさい）」と言ったところで，思春期クライエントには伝わらず，かえって反発されるだけでうまくいかないのは前述のとおりですので，思春期に応じた工夫が必要となります。自転車の例でいえば，「自転車に乗れないと将来困るよ」と言うのではなく，「自転車に乗ると遠くまで自分の力で行けて楽しそう」と思ってもらうことがそれにあたります。そのようなかかわりを通し，「現状を変えたい」という意思がクライエントのなかで醸成されていくことで，先へ進む意欲が湧いてきます。

3. ゴールへ至る道：意思決定

　思春期クライエントが自分の問題を認識し，それを何とかしたいと願うように
なったならば，そのためにどうするか，意思決定をする必要があります。どこへ
向かうかを決めることで，いまの場所から一歩先へ踏み出すことができます。

　目の前のことに振り回されがちな思春期ではありますが，段階を踏むことで，
適応的な行動につながる判断を下すことができます。段階を踏むことで，行動に
つながる合理的な判断を下すことができますので，そこへ至る道筋を描くことを
支援者が手伝うわけですが，このとき，支援者は「こうしたらいい」「こうすべ
き」といった直接的な助言はすべきではありません。思春期クライエントが自分
で決めることこそが重要な成長ステップであり，支援者がその機会を奪って代わ
りに決めてしまうことは，反発を招くだけでなく，クライエント自身がもってい
るはずの意思決定力を削ぐことになります。

　かといって，「自分で決めなさい」と無責任に放任しては，意思決定プロセスを
進めることはできません。ここでは，支援者はクライエントに対して「何が自分
にとって大切なことなのか，本当はあなた自身が知っている。あなたの力を私た
ちは認めている。そんなあなたが前に進むための助けに私はなる」というメッセ
ージを伝え，意思決定を支援します。

　思春期クライエントを，「自分自身のことを理解し，状況を認識し，そのなか
で成長していく力・意思・意欲をもっているはずの固有の価値をもつ1人の人間」
として扱うことが，思春期の支援では欠かせません。

4. ゴールへ至る道：行動

　「自転車に乗ろう」と意思決定したところで，自転車に乗れるようになるには，
それだけでは足りません。また，「足をペダルに乗せて〜」といくら乗り方を説明
して「わかった」という返事は返ってきても，自転車に乗れるわけではありませ
ん。言葉で理解するだけでなく，行動を通して体得していくことが欠かせません。

　しかし，「行動しないといけない」と頭ではいくらわかっていても，自信の乏し

い思春期クライエントが実際に一歩を踏み出すのは簡単なことではありません。

　人が行動を起こすためには，前述の価値（自分が大切にするもの）に加えて，自己効力感といった，行動を起こすための内的資源（リソース）が必要になります。自己効力感とは，ものごとに取り組む際に「できそうだ」と感じる感覚のこと，その行動を選択することでよい結果が得られそうと思える感覚のことです。「こうしたほうがいい」「こうしなきゃいけない」とわかっていても，「自分にはできない」「うまくいかなさそう」と思っていては，行動を起こすことはできません。「できそう」「やったらうまくいきそう」という感覚の両方があってはじめて，人は行動を起こすことができます。その感覚は成功体験の少ない思春期クライエントではどうしても乏しくなりがちなため，支援を通して自己効力感を培っていきます。

　培った内的資源を基に，ようやく一歩を踏み出したら，一件落着というわけではありません。実際に，「遠くへ行くために，自転車に乗れるようになりたい」という気持ちになったクライエントは，乗り方を聞いて，「自分でも乗れそう」と思ってペダルを踏み出すわけですが，当然，最初はうまくいかずに転びます。そこで，「やっぱり自分にはムリ。もう絶対やらない」とならず，「今回はうまくいかなかったけど，もう1回やってみよう」と思えるよう，支援を続けます。そのなかで，自分の行動は自分が責任を持ってコントロールできるということを実感していきます（自律）。そうしていつしか，クライエントは支援者の手も離れ，自分自身の力で，1人で先へ進んでいきます（自立）。

　このように，もともとは自分の問題に無関心だった思春期クライエントが，「自己理解」を通して大切な価値に気づき，「意思形成」を経て「意思決定」に進み，自己効力感に基づいて「行動」へと至る道，つまり成長を後押ししていくのが支援者です。

　次の項目では思春期支援において重要になる概念・技法を解説していきます。

思春期支援にとって
大切な概念・技法を知ろう

共感とは何か？　共感するときの注意点は？

　クライエントの話を聴く際の心構えとして，みなさんはきっと，「傾聴」「共感」「受容」が大切と学んできたことでしょう。ここでは，そのうちの「共感」について考えてみましょう。「共感」とは，何でしょうか？　来談者中心療法を創始したカール・ロジャーズはこう述べています[1]。

　共感という状態，すなわち共感的であるということは，他者の内的準拠枠（internal frame of reference）を，自分があたかもその他者であるかのように，しかも「あたかも」という性質を失うことなく，正確にかつ感情的な要素と意味とともに認識することである。それゆえ，他者の傷つきや喜びを感じ取るように感じ，それらの感情の原因をその人が認識するように認識するが，そのとき，「あたかも」自分自身が傷つきや喜びを感じているかのように，という認識を失うことがない。

　共感とは，セラピストが客観的な立場でありながらも，クライエントが主観的に感じていることを，セラピストがあたかもクライエント自身であるかのように感じることです。その際，セラピストはクライエントの感じていることを，クライエントの見方（内的準拠枠）に沿って理解します。

　「つまり，相手の気持ちになって考えるのが大切なのね」と思うかもしれませんが，「共感」はもう少し奥深いものであり，注意点もあります。たとえば，共感する相手が思春期のクライエントとなると，「自分が思春期だったときのことを思い出して，相手のことを理解しよう」と努めるかもしれません。それ自体は好ま

しい姿勢なのですが，「その気持ち，おじさんも若い頃そうだったからよくわかるよ」では，クライエントは「わかってもらえた」とは思ってくれないでしょう。自分が思春期だった頃と，いま目の前にしているクライエントでは，思春期を生きている時代が違うという単純な話ではありません。そもそも個人ごとに感じ方は大いに違います。

　自分の感覚（内的準拠枠）で相手が感じていることを理解しようとしては，自分が経験したことのない，感じたことのない感覚はわかりません。「手首を切りたい気持ち」「他人を傷つけたくなる気持ち」「ものを盗みたくなる気持ち」，あるいは妄想などを理解するには，それでは不十分です。

　では，自分が経験したことのないそういった気持ちや妄想などは理解できないのでしょうか？　もちろん，そうではありません。私たちには想像力という力があります。自分をあたかもクライエント自身のようにその立場に置き，そうならばどう感じるかを想像することができます。人は誰でもかつては思春期だったために，どうしても自分の過去に照らし合わせて考えがちですが，そこからいったん離れて，クライエントの気持ちを想像しなければなりません。それが，他者の内的準拠枠に基づいて認識する，つまり共感するということです。

　こう述べると，「他人を傷つけたり，ものを盗んだりする気持ちには共感できない」といったような疑問が湧いてくるかもしれません。ここで，2つめの注意点です。「共感」と「強化」は違います。「他人を傷つける」といった不適応行動に対しては，どうしてそのような行動を取るのか，クライエントにとっての意味を認識（共感）しても，強化はしません。不適応行動には，「他人を傷つける」といった明らかな問題行動以外にも，「夜中ずっとゲームをしていて朝起きられない」などの行動もあります。「夜中ずっとゲームをしていて朝起きられない」気持ちはみなさんも「共感」できると思いますが，「強化」してはクライエント自身に害をなすことになりかねません。

　次に，「不適応行動」と「強化」についてみていきましょう。

不適応行動とは何か？　どうしたら減らすことができるのか？

　不適応行動とは，クライエント本人あるいは周囲にとって好ましくない行動を指します。思春期のクライエントの場合，何らかの不適応行動を抱えていて，それをどうにかしたいとクライエント本人あるいは親が考え，相談に訪れることが多いでしょう。

　不適応行動の例としては，学校に行けない，自分を傷つける，他者に迷惑をかける，などいろいろなものが相談に持ち込まれますが，これが不適応行動である，というものがあるのではなく，何が不適応行動かは文脈に依存します。文脈に依存するというのは，同じ行動であっても，その意味は状況により変わる，ということです。たとえば，「朝起きられない」という行動は，全日制の高校に通う高校生にとっては問題となるものの，定時制の高校生にとっては問題とはなりません。

　さて，不適応行動はどうして起こるのでしょうか？　本人の意識ややる気の問題と考えた場合，「本人に意識してもらう」「やる気を出してもらう」という姿勢の支援を促すことになり，「意識して自分の行動を直しなさい」「やる気を出して行動を直しなさい」といった説得になってしまいます。それでは問題はなかなか解決しない，それで解決するなら苦労しない，というのがみなさんの実感ではないでしょうか。ここで，学習理論に基づいて不適応行動をとらえなおすことで，本人の意識ややる気といったつかみどころのないもののせいにせず，不適応行動を変えていくことができます。

　不適応行動には，それを発生・維持させるメカニズムがあります。それが，三項随伴性です。三項随伴性は，先行刺激（Antecedent：A），行動（Behavior：B），結果（Consequence：C）から成り立つ，状況・行動・変化の流れであり，ABC分析とも呼ばれます。

先行刺激 (Antecedent：A)	▶	行動 (Behavior：B)	▶	結果 (Consequence：C)

（例）

さびしい (A)	▶	リストカットした (B)	▶	さびしくなくなった (C)

　人は，環境との相互作用のなかでさまざまな行動パターンを身につけていきます。これを，「学習」と呼びます。私たちがとっている行動のほとんどは，生来もっているもの（本能）ではなく，学習されたものです。「不適応行動」とは，誤って学習された行動パターンです。

　行動パターンは，それによって得られる周囲の反応などの環境との相互作用で学習されていきます。これは思春期の意識ややる気といったものではなく，生まれた直後から誰にもあるものです。たとえば，赤ちゃんが，泣いてミルクを求める（行動）のも，泣いたらミルクがもらえた（結果）という経験から学習（オペラント学習）したものです。これを，「オペラント条件づけ」と呼びます。オペラント条件づけの基本原理として，「ある行動が出現し，維持される背景には，随伴提示される強化刺激がある」という「効果の法則」があります。つまり，ある行動をとった直後によい結果が起きると，その行動が増えるということです。これを「強化」と呼びます。

　先ほどの赤ちゃんの例でいえば，空腹状態（先行刺激：A）であるときに，泣いたら（行動：B），おいしいミルクがもらえた（結果：C）ことで，次回からもミルクがほしいときに赤ちゃんは「泣く」という行動をとるようになります。これが，強化です。そして，こういった行動の直後に起こることで，その行動を起きやすくするもの（この例では，おいしいミルクがもらえたという良い結果）を「好子」と呼びます。逆にそれがなくなることで，その行動を起きやすくするものを「嫌子」と呼びます。たとえば，赤ちゃんがおむつが濡れて不快なとき（先行刺激：A），泣いたら（行動：B），おむつを替えてもらえてスッキリした（結果：C）という場合，なくなることでその行動を起きやすくする，おむつの不快感がそれにあたります。好子と嫌子をあわせて「強化子」と呼びます。

　行動の頻度を増減させる強化子を変えることで，行動が変わります。これが随伴性マネジメントです。不適応行動を変えるためには，その行動が果たしている意味（機能）を文脈から分析する，行動分析（機能的アセスメント）が欠かせません。不適応行動には，クライエント本人の意識ややる気ではない，その行動を維持する何らかの機能があります。どのような状況がクライエント本人にその行動をとらせているのかを文脈においてアセスメントすることで，介入方法がみえてきます。

　介入としては，不適応行動を発生させ維持させている学習を消去，つまり先行刺激と強化の随伴性を消去していくことになります。その行動をとったときに強化が起こらなければ，行動は減っていきます。その際には，不適応行動と同じような機能をもちながら，不適応行動の代わりとなる代替行動に置き換えていくことも有効です。

　支援においては，扱うべき標的行動を定め，適応行動を増やし，不適応行動を減らしていくことが中心的なかかわりになります。そのための基本的な考えが「強化」です。「強化」について，あらためてみていきましょう。

強化とは何か？　セラピストは何を強化すべきなのか？

　「望ましい結果が得られるとその行動は増え，逆に望ましい結果が得られないとその行動は減る」，これが学習（オペラント学習）です。

　強化とは，ある行動をとった直後に良い結果が起こることで，その行動の頻度が増える現象です。ある行動の結果，「快」が得られると，その行動は増えます（例：ゲームをしたら楽しかった）。これが「正の強化」です。ある行動の結果，「不快」が減っても，その行動は増えます（例：ゲームをしたら学校に行けないことへの不安を考えずに済んだ）。これは同じ強化でも「負の強化」と呼びます。強化および弱化には4パターンがあります（**表1**）。

　行動の直後に起こることで，その行動を起きやすくするものが前述した「好子」

表1　オペラント条件づけの4パターン

	セラピストの反応が出現する	セラピストの反応が消失する
クライエントの行動が増える	正の強化	負の強化
クライエントの行動が減る	正の弱化（正の罰）	負の弱化（負の罰）

例：

【正の強化】

　ひきこもりのクライエントがコラボカフェに出かける▶セラピストが興味をもって詳しくきく▶クライエントがまた聞いてもらおうと別の機会に外出する

【正の弱化（正の罰）】

　クライエントが自傷の話をする▶セラピストが驚いて顔をしかめる▶クライエントは自傷の話をしなくなる

　＊拒否的な反応というのは「正の弱化（罰）」となります。「正の弱化（罰）」を支援で使うことは基本的にないのですが，「PART2」p.047で示すように，無意識のうちに使ってしまうことには注意が必要です。自分が返す反応には自覚的になりましょう。

【負の強化】

　クライエントが「お腹が痛くなるのが心配なので学校に行けない」と訴える▶セラピストが「体調が悪いときはゆっくり休んで」と言う▶クライエントが学校に行かなくなる

【負の弱化（負の罰）】

　クライエントが面談中にゲームを始める▶それまで積極的に話しかけていたセラピストが話さなくなる▶クライエントがゲームをやめる

です（例：ゲームの楽しさ）。なお，好子として機能するには，それが行動の直後に生じる必要があります（やたら反応の遅いゲームっておもしろくないでしょう？）。思春期クライエントは特にそうですが，長期的な視野を人はもちづらいものです。長期的には良くないとわかっていても，短期的な快を求めて，試験前にゲームをしてしまう（あるいは，スマホを見てしまう）というのは，誰でも身に覚えがあるのではないでしょうか。

　カウンセリングにおいては，セラピストの反応が好子となります。正の強化をもたらす好子として，セラピストが用いることができるものの1つが，ポジティブ・フィードバックです。家から出られないひきこもりのクライエントが親に連れられてしぶしぶでも相談にやってきてくれたことに対し，「家から出づらいのに，がんばってここまで来てくれたんだね。ありがとう」と言うのが，それにあ

たります。クライエントの話す内容に興味・関心を示したり，よいことがあれば一緒に喜んだりするのもそうです。

　逆にセラピストが興味・関心を示さなければ，クライエントはその話を長く続けなくなりますし，セラピストが不快な反応を示すと，次回からはその話をしてくれなくもなります（例：死にたい気持ちを伝えたらセラピストが顔をしかめたので，次からは言わないようになった）。

　みなさんは無意識のうちに適切な反応をクライエントに返しているかもしれませんが，学習理論の観点から眺めてみると，自分がクライエントに返している応答の意味合いがみえてきます。無意識のうちに行っている自分の反応に自覚的になることで，セラピストは自分がクライエントのどんな行動を強化しているのかがわかるようになります。それを理解することで，不適応行動を間違って増やすことを避けることもできます。先に述べた，「不適応行動」に対しては，「共感」しても「強化」しないというのがその例になります。

　そして，それ以上に大切なのが，セラピストが強化することで，クライエントのもつ強みを伸ばしていくことができる点です。たとえば，ひきこもりの人が相談に訪れたことをていねいにねぎらうことで，不安を受け入れつつ新たな活動に踏み出す強みを強化することができます。セラピストがポジティブ・フィードバックで強化するにしたがって，クライエントが自信をもって外に出られるようになり，それをみた家族が「最近なんだかいい感じだね」と同様にポジティブ・フィードバックを返してくれるようになります。そうしてひきこもり生活を脱して活動を続けているうちに，次第に活動そのものにクライエントが喜びを見出すようになり（内的報酬による強化），セラピストなど他者からの強化を受けなくても，みずからの力で前に進んでいけるようになります。

文脈とは何か？
なぜ，内容ではなく文脈に目を向けるのか？

　思春期クライエントの支援は雑談から始まります。それは，大人に対して警戒心の強い思春期クライエントの緊張をほぐし，良い関係を築くための第一歩であるとともに，それだけに留まりません。思春期クライエントとのやりとりは雑談のなかで進んでいきますが，それを単なるおしゃべりと思わず，そこから深掘りしていくことで，そのまま支援につなげていくことができます。雑談のなかで，セラピストはクライエント自身の価値観を引き出し（自己理解），さらにその先の「意思形成」「意思決定」「行動」のステップへと，着実に歩を進めていきます。

　そのためにはまず，思春期クライエントの話す話題の理解に努めましょう。クライエントにとっては，自分にとって大切なものに関心をもってもらえることで（共感），支援者が自分を理解しようとしていることが実感できます。

　とはいえ，「思春期の話す話題（説明なく話される推しの話や内輪の話，意味のつかめない若者言葉など）が全然理解できない」ということも多いでしょう。それは，世代の違う大人には当然のことです。そこで思春期の話す内容に翻弄されて，本質を見失ってはいけません。

　本当に大切なことは，話される内容（コンテンツ）ではなく，文脈（コンテクスト）に目を向けることです。つまり，その話題がどうしてクライエントにとって重要なのか，クライエントにとってどのような意味があるのかを理解し，それを基に支援の方向性を見極めることです。内容を理解することばかりに気をとられると，肝心の文脈における機能を見失い，モヤモヤとした単なるおしゃべりで終わってしまいます。

　この後のPART2およびPART3では，具体的な対話を基にその実際をみていきますが，「話されている内容が理解できない」と思春期的な話題の内容に惑わされることなく，それがその文脈においてどのような機能をもつかに目を向けてくだ

さい。

　同様に，雑談のなかでセラピストの発する言葉も，セラピスト自身が自覚して
いるかどうかにかかわらず，必然的に機能をもちます。PART2では，セラピスト
が自身の言葉の機能に無自覚であるがゆえに，ゴールにたどり着かない様子が描
かれます。それに対し，PART3では，セラピストが言葉の機能に自覚をもつこと
で，ゴールへ進んでいきます。セラピストが何を考えながらどういう意図で言葉
を発しているのかを読みとってください。

　思春期クライエントを支援する際には，まずは自分の発している言葉がどんな
「機能」をもつのか，自覚的になることが大切です。それにより，誰もがゴールへ
向けた道筋をスムースに描くことができるようになるはずです。

〈引用・参考文献〉

1) Carl Rogers：A Theory of Therapy, Personality and Interpersonal Relationships, as Developed in the Client-centered Framework.　In（ed.）S.　Koch, Psychology：A Study of a Science. Vol. 3：Formulations of the Person and the Social Context. New York: McGraw Hill, 1959.

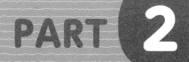

PART 2

カウンセリングの実際（失敗編）

自己理解・意思形成・意思決定・行動に導く
カウンセリング（失敗例）

ここはある日の相談機関。あなたは，思春期の方々の相談を担当する相談員です。あなたは人のよさを買われ，成人の担当部署から思春期の担当部署へと最近異動したものの，成人対応との違いに戸惑う日々を送っています。

あなたのもとには，不登校やひきこもり，学校や家庭での問題を抱えた思春期クライエントの相談が日々舞い込んできます。とはいっても，思春期クライエント自身が「相談したい」とみずから訪れることはまずなく，ほとんどは親に連れられての来所です。そのため，これまで担当していた成人のように，「困りごとを解決するためにみずから進んで継続して相談に通う」ということがあまりない，というのがあなたの印象です。「思春期クライエントには問題意識や解決意欲がないから仕方ない」とあなたは考え始めています。

それでもあなたは，前任者の「思春期対応のポイントは思春期クライエントの気持ちに寄り添うことだよ」という漠然としたアドバイスを肝に銘じ，「自分にやれる限りのことをやろう」と決意を胸に今日も相談に臨むのでした。

場 面　ある日の初回インテーク面接

登場人物　Ⓣ（セラピスト・カウンセラー・支援者）：あなた。
　　　　　　　Ⓒ（クライエント）：母親に連れてこられた中学1年生女子。名前は蔭山双葉。
　　　　　　　　　　母が書いた問診票によると主訴は「学校に行けない」となっている。

●このPARTの読み取り方

クライエントⒸとセラピストⓉの言葉のやりとりが左欄に記されています。それぞれが発する言葉（セリフ）に対し，その言葉のもつ機能を右欄に示し，解説しています。

初回インテーク面接のゴールは，親に連れられてやってきた思春期のクライエントに，自分の問題を自覚してもらい，それを解決するための意欲をもってもらい，解決のための行動を取ってもらうことです。その道筋を雑談のなかの対話により描きだしていきます。

このPARTで紹介するセラピストは決して不誠実でも，思春期クライエントに寄り添っていないわけでもありません。成人対象の支援においては，誠意あるこのセラピストはきっとうまくいくでしょう。でも，思春期クライエントではそうはいきません。セラピストが自分の発する言葉の機能に無自覚であるために，善意から発する言葉がうまく相手に届いていない，あるいは逆効果になってしまっています。その理由とともに読み取っていきましょう。

1. 導入前の声かけ（失敗例）

✕ 思春期の支援の前提として心に留めておかなければならないのは，主体は親ではなく，本人であるという点です。けれども，思春期の方々は親に連れられて訪れることが多く，本人の問題意識は希薄です。
それを意識せずに対応してしまうと……？

（待合室にて）

T：「蔭山さんですね？」●‥‥‥‥‥‥‥‥‥

C の母：「はい，そうです，蔭山です」

C：（黙ったまま）

T：「初めまして。相談員の○○といいます」●‥‥

C の母：「初めまして。今日は娘のことでご相談に伺いまして。娘が学校に行かないのが心配でして……」

C：（そっぽを向く）

T：「娘さんが学校に行かない，それは心配ですよね」●‥‥

C の母：「そうなんです。それで何とかしたいと……」

T：「ちょっとお待ちください。まずは娘さんからお話をおききしたいと思います」●‥‥

（セラピストは母を遮り，本人のみを伴って，面接室へ）

〈**親に答えさせてしまう**〉
「○○さん」と名字で呼びかけると，たいてい親が返答し，クライエント本人は自分のことだとは思いません。

〈**親から会話を始めてしまう**〉
そのまま親とのやりとりを続けていくと，本人との距離は開く一方で，いつまでたっても関係性を築くことができず，本人主体の支援を始めることができません。

〈**親にだけ共感してしまっている**〉
共感は大切ですが，下手に親だけに向けてしまうと，「セラピスト＝親の味方」と本人にとらえられてしまいます。

〈**支援の主体が混乱している**〉
母の相談になりそうなところ，話の流れを本人主体に何とか戻しています。ただし，呼びかけが「娘さん」となっているところから，まだ母主体の思考になっていることがうかがえ，本人にはなかなか言葉が届きません。

2. 導入（失敗例）

ここからは，思春期のクライエント本人のみと話を進めます。初対面で警戒している思春期のクライエントに接する場面において，重要となる最初のステップです。何気ない雑談のようですが，セラピストが発したごくささいな考えなしの言葉によって，相手の反応は……？

T：「ここまで来るの，たいへんだった？　たいへんだったよね」●┄┄┄┄┄┄┄┄┄┄

C：「……」

T：「緊張しているんだね」●┄┄┄┄┄┄┄┄

T：「ここまで来るのがたいへんだったものね。何がたいへんだった？」●┄┄┄┄

C：「何って，MMORPGやっていてこれからボス戦だっていうのに，無理やり親にやめさせられて。クエスト中にパーティ抜けるなんて，ありえなくない？私のロール，ヒーラーなんだよ？」

〈自分の質問に自分で答えてしまう〉

質問に対して相手の答えを待たずに自分で答えてしまうと，本人が答えなくてよい会話の流れになってしまい，以後の質問でも答えを得られなくなってしまいます。

〈決めつけ（誤った原因の帰属）〉

相手の気持ちを決めつけてはいけません。
相手との間の緊張は，自分の緊張の反映です。会話が続かないことを相手のせいにしてはいけません。

〈考えなしの質問〉

質問すること自体が相手の反応を引き出し，そちらへ話を進めていくことになります。一見，相手の苦労をねぎらっているこのような質問は，本筋からずれた困りごとを引き出してしまいます。

Ｔ：「なんか，たいへんだったんだね」●

Ｃ：「サイアク。メンドイことばっかでムカツク。
もう死にたい」●

Ｔ：「つらいよね。わかるよ，
その気持ち」●

Ｃ：「相談なんて来ても時間の無駄だし。
ゲームしてたほうがよくない？」

Ｔ：「そうだよね」●

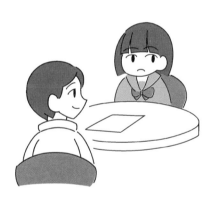

〈よくわかっていないのに
相槌を打ってしまう〉
内容を理解せずにとりあえず打つ
相槌は相手に伝わります。相手に
「適当に相槌を打っている」と思わ
せることになり，不信感を引き起
こすだけで逆効果です。

〈言語化できない気持ち〉
思春期は，自分の気持ちがうまく
言語化できず何でも「サイアク」
「メンドイ」「ムカツク」などとな
りがちです。それを解きほぐして
いくのが思春期相談の場になりま
す。

〈共感のつもりで安易な言葉を
返してしまう〉
本当に思春期の気持ちがわかって
言っていますか？　思春期のつら
さがわかってもいないのに，「わか
る」と言ってしまうことは相手の
反発を招くだけです。
思春期の気持ちを理解するには，
ただ単に「わかる」と言うのでは
なく，その言葉の意味（機能）を
ていねいに紐解いていくことが必
要です。

〈共感のつもりが不適応行動を
強化してしまう〉
相手の不満には「そうだよね」と
考えなしに相槌を打ってしまいが
ちですが，ただ何にでも相槌を打
つのではなく，もう少し細やかな
注意が必要です。相槌は単なる共
感ではなく，相手の考えや行動を
肯定・強化する働きがあります。
ここでは「そうだよね」と相槌を
打つことで，相手の「相談なんて
時間の無駄，ゲームしていたほう
がよい」という考えを肯定・強化
してしまっています。

3. 問題認識を確認する（失敗例）

相談機関は，本人の問題を解決するためにありますので，まずは本人の問題を把握しなければなりません。そのために，いきなり問題から入ると……？

🇹：「（問診票を見ながら）問診票によると，主訴は不登校ということだね」●……………………

🇹：「学校には行けていないということなのかな？」●……………………

🇨：「……」

🇹：「どうして行けないのかな？」●……………………

🇨：「……」

🇹：「そりゃ，お母さん，心配するよね」●……………………

🇨：「……」

〈非言語コミュニケーションがおろそかになってしまう〉
視線を相手にではなく手元の問診票へ向け，紙を見ながら話してしまうと，相手は自分に向けられた言葉と受け取ってくれません。

〈タイミングをわきまえず問題の直面化を迫ってしまう〉
思春期が問題に直面するには，それに向き合えるようになるための準備が必要です。準備段階をスキップしていきなり相手に直面化を迫っても意味がありません。

〈理由を尋ねて詰問調になってしまう〉
「どうして？」「なぜ？」と尋ねると，問い詰めている感じになってしまい，相手を追い詰めてしまいます。

〈他者に肩入れしてしまう〉
セラピストはあくまでも思春期クライエント本人の味方です。家族に肩入れすることで反発を招いています。

T：「学校に行けないのは，私も心配だな」●┄┄┄┄┄┄┄┄

C：「別に，センセイに心配してほしくないし」

T：「そうか，まわりにいろいろ言われて嫌なんだね。うんうん，わかるよ，その気持ち」●┄┄┄┄┄┄┄┄

C：「……」

T：「自分も昔，中学生の頃，親にいろいろ言われて嫌だったな。いま思えば，親の言っていたこともわかるけれど，当時は反抗期だったんだろうなあ……」●┄┄┄┄

C：「……」

T：「自分も学校行かなかった時期があったんだけど，後で後悔したし，やっぱり，学校は行っておいたほうがいいよ」●┄┄┄┄┄┄┄┄┄┄┄┄

C：「……」

〈ポイントのずれた心配〉

学校に行けないという問題はあくまでも表に現れた事象に過ぎません。それに目を奪われてしまっては専門家としての意味がありませんし，そもそも相手に響きません。

〈気持ちをわかったつもりになる〉

軽々しくわかるとか言うと反発を招きます。思春期には「わかってほしい」という気持ちと同時に，「自分の気持ちなんてわかるはずがない」，「簡単にわかるとか言ってほしくない」という気持ちがあります。

〈自分の昔話をしてしまう〉

思春期の人は大人の昔話をききたいとは思っていません。特に，わかって悟ったようなことを言われるとカチンときます。反抗期とひっくるめて理解したつもりになるのも問題です。

〈自分の昔話をしてしまう〉＋〈助言してしまう〉

思春期にとって大人の個人的な昔話はひとりよがりにしか思えず，真剣にきいてもらえません。たとえ，同じ体験だとしても，「共感してもらえている」とは思ってくれません。

T:「いま，苦労しても，将来に絶対役に立つから」

C:「……てか，ウザい」

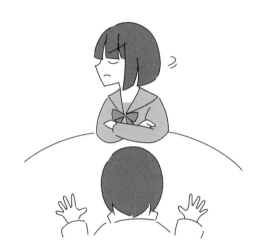

〈正論を述べてしまう〉

思春期クライエントに正論をぶつけても行動変容にはつながりません。なぜならば，それはクライエントにとって「言われなくてもそれくらいわかっている」ことであり，行動変容につながらないのは，それを理解していないからではないのです。それにもかかわらず，正論で行動変容を促そうとすると，「わかっていない」と思われてしまいます。

〈拒絶〉

しつこいと嫌われます。

4. 道を探す（失敗例）

本人の問題認識が不十分であり，問題を扱うことができなかったため，セラピストはもっとクライエントに寄り添って話を進めることにしたようです。その結果は……？

T：「さっきからずっといじっている，そのバッグのアクリルキーホルダー，見たことある気がするんだけど，何だっけ？」

C：「……『ブギーポップは笑わない』」

T：「ああ，知ってる。それ映画化されていたよね。主演女優だれだっけ？　流行っているよね」

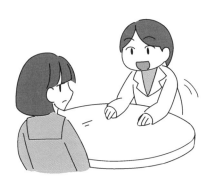

〈知ったかぶり〉

きっかけづくりとして，身のまわりのものをきっかけに，クライエント本人に寄り添った話をしようという試みは悪くありません。ただし，よく知らないのに知ったかぶりをするのはよくありません。また，今回の「いじっている」はセラピストとの対話の落ちつかなさの現れでしょうが，その緊張を生み出しているのはセラピストなので，セラピストがそれを指摘するのは不適切でしょう。

〈思春期の流行りを知っているだけでは意味がない〉

思春期の流行りの把握はニュースでも知ることができますが，大切なのは「それがなぜ思春期の心に響くか」，そして「それがなぜ本人の心に響いたか」を理解することです。名前を知っているだけでは，知っていることになりません。ただ「知っている」と相槌を打つのではなく，もっと詳しく本人に語ってもらい，本人の言葉を通して追体験しながら理解する必要があります。

C：「それ，昔の実写版の話でしょ？　あれでよかったのは音楽だけ。私のは違う」

T：「そうなんだ。じゃあ，最近の流行りはどんなの？」

C：「流行り？　流行っているかは知らないけど，私が最近観たのは，『ありふれた職業で世界最強』とか，『私，能力は平均値でって言ったよね！』とか」

T：「そうなんだ」

C：「あれ，アニメの話じゃなくて？」

T：「ああ，それって，アニメなんだ？」

C：「アニメだけど？　でも，私は原作の小説派。アニメ化されたら，とりあえず観はするけど」

〈バカにしていると受け取られかねない表現〉

思春期があるものを好きになるのは，決して「流行っているから」という理由だけではありません。目の前のクライエントが，なぜそれを好きなのか，何が本人の心に響いたのか，個別性を理解する必要があります。

〈単なる相槌を打ってしまう〉

単なる相槌では興味のなさが相手に伝わり，話は深まりません。話題がわからない場合は流さず，詳しく尋ねましょう。

次の反応のように，中途半端な相槌だと相手は困惑し，不安になります。

〈バカにしていると受け取られかねない表現〉

思春期は評価に敏感です。こちらが何気なくかけている言葉を悪く捉えがちです。そう捉えられないように言い回しを工夫したり，声のトーンを変えたりして非言語で伝わるようにしましょう。

〈警戒〉

「〜だけど？」と返された場合は，「〜だけど，（何か文句ある？）」のような，そこに込められた警戒・不満サインをキャッチする必要があります。ここではさらに，「でも〜」と，大人からの批判に対する弁明があらかじめ述べられています。それも含め，どうしてこのような応答になっているのか，気づく必要があります。

T:「小説？　ラノべってこと？
あの萌え絵がカバーの？」●┈┈┈┈┈┈┈

〈バカにしていると受け取られ
かねない表現〉

C:「ラノべだけど？　悪い？　でも，私は本屋じゃな
くて，『なろう』ですぐに読んじゃうほうだから，イラス
トで表紙買いするわけじゃないけど」●┈┈┈┈┈┈

〈反発〉
1回なら「よくわかってない大人だ
から仕方ない」と流してくれます
が，あまりにも「わかってない発
言」が続くと反発を招きます。

T:「なるほど。あなたは，『なろう系』の人なわけだね」●

C:「勝手に決めつけてる」

〈わかったつもり〉＋〈ラベリン
グ〉
容易に相手のことをわかったつも
りになってはいけません。個別性
を無視して，「なろう系」（あるい
は「地雷系」「ジャニヲタ」など）
などとラベリングするのも失礼な
話です。

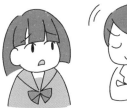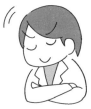

5. 道筋に沿って情報を収集（失敗例）

話が脱線したと感じたセラピストは，話を戻して，問題を明らかにするための情報収集に取り組むことにしました。必要な情報を得ようとするあまり……？

T：「学校の話が出たけれど，どこの学校だっけ？」

C：「……一ツ葉女子学院」

T：「へぇ，進学校だね，すごいな。頭いいんだね」●┈┈┈┈

C：「そんなんじゃないし」

T：「学校，好きじゃないの？」●┈┈┈┈┈┈┈┈

C：「別に学校が嫌いとかじゃなくて，フツーだと思う」

T：「普通ね」●┈┈┈┈┈┈┈┈┈┈┈┈┈┈

C：「そう」

〈表面的な評価〉
学校対する評価＝本人に対する評価，ではありません。学校をほめても本人をほめたことにはなりません。
逆に学校に対する世間一般の高評価と，自己評価のずれに苦しみ，自分は学校にふさわしくないと悩んでいる人も多いでしょう。学校に対する評価を自分に当てはめられることを嫌がる思春期の人も多いため，注意が必要です。

〈誤った原因の帰属〉
「主訴が不登校ということは，学校が好きじゃないんだろうな」などと決めつけてはいけません。

〈わかった気になってしまう〉
漠然とした答えでわかった気になって納得してはいけません。

040

T：「友達はいる？」●・・

C：「……いるけど」

T：「学校が嫌というわけじゃないし，友達もいるのに，どうして学校行けないの？」●・・・・・・・・・・・・・

C：「どうしてって，そんなのわかれば苦労しないし」

T：「何がたいへんなの？」

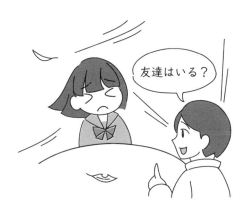

友達はいる？

〈無遠慮な質問〉＋〈一問一答になってしまう〉

友人関係は押さえておきたいポイントですが，「友達はいる？」という尋ね方は，「友達がいるべき」という評価が感じられ，友達がいない人にとっては侵襲性が高い質問です。友達がいなかった場合に相手の気持ちを害する可能性に目を向け，もっと言葉を選びましょう。また，先ほどからクローズド・クエスチョンばかりで，一問一答になってしまっており，話が膨らんでいきません。

〈理由を尋ねて詰問調になってしまう〉

また〈理由を尋ねて詰問調〉になってしまっています。「どうして？」「なぜ？」といった尋ね方は，相手を問い詰める感じになってしまいます。この次の「何がたいへんなの？」と合わせて，「たいへんなことなんて何もないでしょ？」という意味合いになってしまい，非難している印象を与えます。

Ｃ：「だって，学校に間に合うように行くには，
家を6時半に出なきゃいけないんだよ？
お父さんが仕事に行くより早いんだよ。早すぎない？」

Ｔ：「それは，早すぎだね」

Ｃ：「部活の朝練あるときなんか，6時だよ？　ムリじゃ
ない？」

Ｔ：「そうだよね。それは，無理かもね」

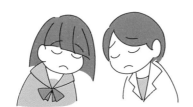

〈不適応行動の合理化〉
不適応行動の合理化発言は必ず
出てくるため，適切な対応が必要
です。

〈お墨つきを与えてしまう（強
化）〉
ここでは，共感しているつもりが，
学校に行けない理由「家を出るの
が早すぎる」に，セラピストがお
墨つきを与えてしまっています。
セラピストからのお墨つきが得ら
れたため，次に出てくる反応のよ
うに，踏み込んでさらなるお墨つ
きを求めてきます。セラピストは
それに気づく必要があります。

〈お墨つきを与えてしまう（強
化）〉
ここでは，学校に行くことが「無
理」と，セラピストがお墨つきを
与えてしまっています。専門家で
あるセラピストのお墨つきにより，
本人自身も「学校に行くのはムリ」
と思い，「ムリなので行かなくてよ
い」と考えてしまいます。セラピ
ストが共感のつもりで言っている
何気ない一言が，クライエントの
不適応行動を強化していることに
気づきましょう。

T：「ところで，生徒の話はきいたけど，先生たちはどんな感じ？　たいへんだったりしない？」●┄┄┄┄┄┄┄┄

C：「確かにたいへんかも。先生たちは，昔から学校に住んでそうな魔女ばっか。それもムリ，と思う理由かなー」

T：「どういうこと？　詳しく教えて」

C：「なんだか，自分の言うとおり勉強していれば大丈夫みたいな，すごい自信たっぷりなんだよね。なんか，同じ空間にいるのがムリ」

T：「そうかー。それは無理だと思うかもね」

T：「そういえばさっき，部活の朝練の話をしてくれたけど，何部なの？」

C：「……アクアリズム部」

T：「おもしろそうな部活だね」●┄┄┄┄┄┄┄┄

C：「……」

〈原因を決めつけてしまう〉＋
〈困りごとの誘導〉

「先生たちはどんな感じ？　たいへんだったりしない？」と，まるでそこに問題があるような問いかけをセラピストがしてしまうと，クライエントもそんな気がしてきて，「問題探し」を始めてしまいます。こうなってくると，カウンセリングの方向が大きくずれていってしまいます。

ここでは「たいへんじゃない？」と共感を示そうとしています。共感自体はとても大切ですが，ただ，それによってセラピスト自身が問題を生み出す可能性にも気を配らなければいけません。問題（この場合は不登校）の原因をセラピストが不用意に設定（この場合は「その原因は先生」）してしまうことで，問題が解決不能となってしまうことがあります。

さて，この話題に出口がなくなってしまった（セラピスト自身が不登校は当然と認めてしまったことで解決の糸口を見出せなくなった）ことにようやく気づいたセラピストは，「そういえばさっき……」と別の話題へ移ることにしました。

〈知ったかぶり〉
よくわかっていないのに言ってはいけません。

T：「部活って，楽しいよね」●・・・・・・・・・・・・・・・・・・・・・

C：「ぜんぜん」

T：「どうして楽しくないの？」

C：「校舎の建て替えで，学校のプールがしばらく使えないんだよね。だから，最近は陸練ばっか。すでに，別名『おしゃべり筋トレ部』だし」

T：「おしゃべり筋トレ部かぁ。楽しそうじゃない？」●・・・・・・

C：「私はおしゃべりしないけど」

T：「なんでおしゃべりしないの？」●・・・・・・・・・・・・・・・・・

C：「なんか，違うんだよね。違うところに来ちゃったなー，って思う」

T：「部活が合わないってこと？
それだったら，転部もありなんじゃない？」●・・・・・・・・・

C：「部活がっていうか，学校自体が。みんな頭いいし，カワイイし」

T：「そんな進学校に入れたんだから，あなたも十分に頭がいいと思うよ。十分かわいいとも思うし」●・・・・・・・

C：「なんか，私の居場所って感じがしない」

〈決めつけ〉
「部活＝楽しい」と自分の価値観で決めつけてはいけません。楽しいなどの評価は本人の感じ方次第です。決めつけてしまうと，そうでなかった場合に，「わかってない」と反発を招くことになります。

〈決めつけ〉

〈理由を尋ねて詰問調になってしまう〉
理由を尋ねているつもりが，「おしゃべりすればいいのに」というニュアンスになってしまい，非難している印象を与えます。

〈決めつけ〉＋〈先走った助言〉
問題の決めつけとその解決のための先走った助言は，単なる自己満足にしかなりません。

〈表面的な評価〉
本人が思っていないところにまわりが評価を押しつけても意味がありません。また，容姿に関する評価は，高評価であってもすべきではありません。

Ｔ：「そうか，いまの学校は，
合ってないと思うんだね」●┄┄┄┄┄┄┄┄┄┄┄┄┄┄┄┄┄┄┄┄┄┄

Ｃ：「確かに，いまの環境が合わないのかも……」

☆本来ならばこの後の展開で表面上の問題だけでなく，
その根底にある問題を見つけるために内省を促してい
く「表面上の問題でなく，本当の問題を探る」という
ステップに入っていくのですが，今回はそのステップ
に至ることに失敗していますので，このPART2には
ありません。

〈問題の決めつけ〉

共感することは大切ですが，その
後の道筋を考えることなく，問題
を決めつけてはいけません。今回
の場合では，「合わないかも」とあ
いまいに思っていた程度のクラ
イエントの気持ちが，セラピスト
の後押しで，クライエントの次の
言葉のように誘導されてしまいま
す。

6. 現在の生活に焦点を当てる（失敗例）

問題が生じたきっかけを考えると同時に，問題が解決せずに続いてしまう背景には，それを維持する要因がいまの生活にあることが想定されるため，現在の生活に目を向けることも必要です。現在の生活の問題に気づいたセラピストが親切心（親心）から「正しいこと」を言うと……？

T：「学校行かずに毎日どう過ごしているの？」•‥‥‥‥‥

〈詰問調になってしまう〉
毎日の様子を尋ねたいのに，学校へ行っていないことを責めるニュアンスになっています。

C：「……ゲーム？」•‥‥‥‥‥

〈警戒〉
あらかじめ警戒心を解除しておかないと，本当のところはなかなか教えてくれません。

T：「1日中ゲームしてるの？」•‥‥‥‥‥

〈詰問調になってしまう〉
たとえ「1日中ゲームをしている生活はよくない」と明確に言っていないにせよ，そう取られてしまう可能性のある尋ね方はよくありません。詰問調とならない質問の仕方は他にいくらでもありますので，気を配りましょう。

C：「1日中じゃないし。朝までやって，朝には寝るし」

T：「夜は寝て，朝ちゃんと起きたほうが健康にいいよ」•‥‥‥‥‥

〈正論を述べてしまう〉
正論は思春期には響きません。
相手の行動を正そうとする行為は思春期には逆効果です。どれだけ正しい助言だとしても，（正しいからこそ）説得は抵抗を引き起こします。

C：「そんなこと言ったって，ボイチャするから，相手も夜にインするし」•‥‥‥‥‥

〈合理化〉
正論をぶつけると返ってくるのは合理化（弁明）です。

T：「未成年なんだし，成長期なんだから，夜はちゃんと寝るべきだよ。相手だって，そうなんじゃないかな？」•┈┈

C：「いや，相手は大人だから，関係ないし」

T：「え，話す相手は大人なの？　知らない大人の人ってこと？　知らない大人の人って，危なくない？」•┈┈┈┈┈

C：「……」

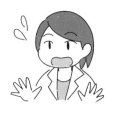

〈正論を述べてしまう〉
弁明を説得しようとするのは意味がありません。正論をぶつけると，逆に頑なになってしまいます。たとえ，説得により同意（「頭ではわかる」）を得られたとしても，実際の行動が変わらなければ，説得に意味はありません。

〈正論を述べてしまう〉
危ないことはやめさせたくなりますが，そういった助言は本人もさんざんまわりからきかされています。同じことをここでも言われると，本当のことは隠して話してくれなくなってしまいます（「正の弱化」）。

7. 向かう方向を考える（失敗例）

相談の終盤では，この回の相談をどのように帰着させるか，ゴールへの道筋を考えながら対話を進めていきます。現在の生活を変えさせようとして，セラピストががんばって助言した結果……？

T:「でも，このままの生活でいいの？　まずくない？」•┄

C:「学校行かないことが？」

T:「だって，あなたの学校は中高一貫でしょ？　学校に行っていればそのまま受験なしに高校に上がれるのに，行かないと高校には上がれないんでしょう？」

C:「そのとおりだけど」

T:「そうしたら，高校受験だよ？」

C:「……いまさら，あの受験生活には戻れない。そうしたら行き先なくて，中卒ってこと？」

T:「そうだよ。そんなんじゃ，将来，困っちゃうよ。いま，勉強しておいたほうが絶対いいよ」

C:「確かに，勉強はヤバイけど」

〈デメリットを強調して変化を促してしまう〉

現在の状態を続けていく場合のデメリットをこちらからあげて，思春期クライエント本人に問題意識をもたせ，行動変容を起こすよう促していく働きかけもありますが，耳をふさがれてしまうとおしまいです。大人ではまだしも，思春期では耳を貸してくれない結果になることが多く，うまくいくことの少ないアプローチです。

T：「ヤバイって思っているのに，どうしてしないの？」●⋯⋯

C：「だって，もうだいぶ遅れちゃってるし，いまからやっても追いつけないし」

T：「進学校なんだから，遅れているって言ったって，世間一般からみたら，十分できるほうだと思うよ」●⋯⋯⋯⋯⋯

C：「ムリ。もう遅れちゃっていて元にも戻れない。私はもうどうにもなんない」●

T：「そんなことないって。このままじゃ中卒かもしれないけど，がんばればそんなことにならないし，絶対よくなるって」●⋯⋯⋯⋯⋯⋯

C：「ムリムリ。そもそも私，がんばれないし。だから，私なんて，中卒で将来は何もできなくて，ひきこもりニートになっちゃうんだ。そんなんだったら，死んだほうがマシ」

〈詰問調になってしまう〉
詰問調の問いかけをすると，行動しない理由が列挙されるばかりで（不適応行動の合理化），行動しないことが強化されるだけです。

〈論点がずれている〉
それがたとえ事実であっても，論点がずれていれば本人には響きません。

〈拒絶〉
その話題に対する準備ができていないときは，別のルートを探った方が賢明です。

〈励ましによる反論〉
内容とタイミングのずれた励ましは相手に届かず，相手との距離を広げるだけです。本人に寄り添っていない励ましは，ただ相手を置き去りにしてしまいます。

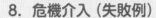

8. 危機介入（失敗例）
自殺の話は緊急性が高いため，その時点で話を止め，介入しますが……？

T：「え，死んだほうがマシって，どういうこと？」●‥‥‥‥

C：「せっかく受験していい学校に入ったのに，その学校に行ってなくて，毎日ゲームやっているだけ。気にしてくれる友達もいない。親は最初はムリヤリ学校へ連れて行こうとして，いまは腫れ物扱い。そんな人間，死んだほうがマシじゃない？」●

T：「そんなことないって。死んだほうがマシな人間なんていないよ。かけがえのない命なんだから，大切にしなきゃ」●‥‥‥‥

C：「うちにね，去年の余った花粉症のクスリがたくさんあるのよね。あと，お母さんが頭痛のときにのんでいる市販の頭痛薬。死のうと思って……」●

T：「え，まさか，それまとめて飲んだりしてないよね？」●

C：「この前，はじめてそのクスリをまとめてのんでみた。花粉症のクスリを1シート10錠くらいと，頭痛薬を5錠くらい」●‥‥‥‥

〈動揺してしまう〉
クライエントの話に動揺してはいけません。p.093〜の「成功例」であらためて解説しますが，命にかかわるリスクの高い発言は流さず明確にするのが鉄則です。

〈自己評価の低さ〉＋〈漠然とした希死念慮〉
命にかかわるリスクのうち，死にたいという考えが〈希死念慮〉です。

〈正論を述べてしまう〉
道徳的な一般論は，この段階では個人には響きません。

〈自殺念慮〉
自殺しようという考えが〈自殺念慮〉です。

〈動揺してしまう〉
自殺の話に驚いてはいけません，拒否的な反応を示すと話してくれなくなります。

〈自殺企図〉
みずから死のうとする行動が〈自殺企図〉です。

T：「よかった。それくらいなら死なないよ」●━━━━━

C：「クスリじゃダメってこと？　別の方法を考えないとダメか……」

T：「お願いだから，そんなこと考えないで」●┄┄┄┄┄

C：「どうして？」

T：「だって，あなたが死んだら，みんな悲しむもの」●┄┄┄

C：「みんなって，誰よ？」

T：「お母さんとか，友達とか，学校の先生とか……。私だって，あなたが死んだら悲しいし」●

C：「何それ。お母さんはもう私のことを持て余しているし，友達なんていないし，学校の先生なんて私が学校に来ないから扱いに困っているだけ。
あんたなんて，今日会ったばかりじゃん」

T：「お願いだから，そんなこと言わないで。
もう，そんなことは言わないって約束して」●

C：「そうね。言っただけ損した」●┄┄┄┄┄┄┄┄

〈自殺手段に関する情報提供をしてしまう〉
致死的な自殺に至る手段や，ヒントとなることを教えてはいけません。

〈誤った自殺制止〉
考えてしまう人に対して，「考えないで」ということは意味がありません。

〈誤った自殺制止〉
「嘘くさい」と思われたら，思春期には響きません。

〈誤った自殺制止〉
セラピストの言葉は決して嘘ではありませんが，「嘘くさい」と思われるような言葉は，思春期には響きません。

〈誤った自殺制止〉
必死なだけでは，思春期には響きません。

〈萎え〉
響かない言葉を投げ続けていると，「わかってくれない大人」認定され，コミュニケーションを放棄されてしまいます。

9. 向かう方向に沿った道づくり（失敗例）

相談では，話し合う過程で見えてきたゴールへ向かう道を考え，クライアント
の行動変容につながるよう対話を帰着させます。セラピストはクライアントを
あの手この手で励ましますが……？

T：「これからどうするの？」

C：「さあ？　とりあえず，ひとやすみかなあ」

T：「学校に行かないのなら，
適応指導教室に行ってみるのはどう？」●

C：「えー，適応指導教室はちょっと……」

T：「デイケアは？」●

C：「それも，いまはまだ考えてない……」

T：「じゃあ，とりあえず毎朝散歩するのはどう？」

C：「まあ，考えてみるけど」

T：「いまだったら間に合うから，
一緒に変えていこうよ」●

C：「変えるって何を？」

〈助言してしまう〉
クライアントの準備ができていな
い段階でこちらから，「こうした
ら？」と助言すると，押しつけと
取られて拒絶されてしまいます。

〈1つ1つ提案してしまう〉
1つずつ提案するのは一見よさそ
うに思えますが，1つ1つ提示する
と，1つ1つにできない理由・反論・
拒絶が返ってくることになり，却
下されてしまいます（複数同時に
例をあげて，そのなかから考えて
もらうほうがうまくいきます）。

〈変化を強要してしまう〉
本人のなかに「変わりたい」とい
う気持ちがない段階での変化の強
要は無効です。まずは「変わりた
い」という気持ちを醸成しましょ
う。かといって，ただ待つのでは
不十分です。「変わりたい」気持ち
をただ待つのではなく，醸成させ
ていくのが支援者の役割です。

Ｔ：「いまの生活とか，行動とか，考え方とか」

Ｃ：「別に私，変えたいなんて一言も言ってないし」

Ｔ：「大丈夫だって。変化は誰でも心配だけど，うまくいくって。学校にも行けるようになるって」

Ｃ：「そもそも，学校に行きたいとも言ってないし」

Ｔ：「そうか，いまの学校，合わないってことだったものね。学校に居場所がないんじゃあ，どうしようか？」●┄┄

Ｃ：「どうしようって，どういうこと？」

Ｔ：「合わないんなら，転校っていう方法もあるし」●┄┄┄┄┄

Ｃ：「えっ？　いきなり，学校をかえるとか言われても……」

Ｔ：「心配しなくても大丈夫。不登校でも行ける学校はあるから。転校するのは勇気がいると思うけど，きっとうまくいくから」●┄┄┄┄┄┄┄┄┄┄┄

Ｃ：「そんなこと勝手に言われても……」

〈問題の決めつけ〉＋〈準備ができていない段階で意思決定を促してしまう〉
思春期においては自己決定が重要な課題となりますが，準備段階を経ずにいきなり自己決定させるのは単なる丸投げであり，無責任でもあります。

〈準備ができていない段階で助言してしまう〉
求められてもいない助言をするのは，相手の意思を無視した単なる押しつけです。返ってくるのは困惑だけです。

〈準備ができていない段階で後押ししてしまう〉
準備もできていない段階で後押しするのは無意味なだけでなく，有害でもあります。さらによくないのは，セラピストが自分は相手のためになる正しいことをしている，と思ってしまうことです。このような投げかけは，次のように，自分の意思を無視して勝手に決められることへの拒否を招きます。

T：「大丈夫。あなたならできるよ」●‥‥‥‥‥‥‥‥‥

C：「なんでそんなこと言えるの？　私の何がわかるっ
ていうの？」

T：「だって, さっき, 死ぬしかないって言ったじゃない？
死ぬ気になれば, 何だってできるよ」●‥‥‥‥‥‥

C：「……もういい」

T：「応援しているから」●‥‥‥‥‥‥‥‥‥‥‥‥‥

C：「……」

〈根拠のない励ましをしてしま
う〉
根拠のない励ましは専門家として
無責任です。

〈根拠のない励ましをしてしま
う〉
「生きる苦労＜死ぬ恐怖」というの
は大人の思い込みです。

〈内容とタイミングの合わない
応援をしてしまう〉
内容の伴わない応援は単なるかけ
声です。また, 応援するのは, 本
人がその道を進むと決めてからで
す。まだそうすると決めたわけで
もないのに応援するのは, 単なる
無理強いにすぎません。

後日談

　その後, クライエントは二度とセラピストのもとへ姿を見せることはありません
でした。そして, セラピストは「思春期だから仕方がない」と考え, その理由がま
さか自分自身のかかわり方にあるとは思わなかったのです。「自分はやれるだけの
ことはやった」と満足したセラピストは, また次の思春期クライエントに同じよう
にかかわっていくのでした……。

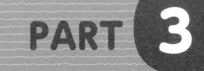

カウンセリングの実際
（成功編）

自己理解・意思形成・意思決定・行動に導く カウンセリング（成功例）

PART3で紹介する場面はPART2とほぼ同じです。同じ場面ですが，セラピストがクライエントにかける言葉が違います。セラピストが自分の発する言葉に自覚的になり，選んで言葉をかけることで，相談の流れはPART2とは違う方向へ向かっていきます。

●このPARTの読み取り方

PART2と同様，クライエント**C**とセラピスト**T**の言葉のやりとりが左欄に記されています。それぞれが発する言葉（セリフ）に対し，その言葉のもつ機能を右欄に示し，解説しています。PART3ではクライエントの言動にも詳しく解説を加えていきます。

初回インテークのゴールは，親に連れられてやってきた思春期のクライエントに，自分の問題を自覚してもらい，それを解決するための意欲をもってもらい，解決のための行動をとってもらうことです。その道筋を雑談のなかの対話によりつくっていきます。

ここで紹介するPART3は「成功例」です。対話のポイントは，話されている内容（コンテンツ）でなく，文脈（コンテクスト）に目を向けることです。内容に引っ張られると，文脈を見失い，雑談のなかでどうやってゴール（落としどころ）へ向かうのか，道筋（ルート）を見失ってしまいます。ここでのやりとりでも，内容（思春期らしい話題）に引っ張られず，文脈をつかみながら，ルートを追いましょう。

思春期クライエントとの対話は雑談（思春期の話＝コンテンツ）のなかで進んでいきます。雑談のなかで思春期クライエントが自分の道を見つけ，そこに向かって進んでいけるよう，文脈に目を配り，道筋を整備しながら，支援していきます。

また，雑談には大きな意味があります。まず，お互いの緊張を和らげ，話しやすくなります。思春期支援においては，相手に関心を示すことでラポール形成が進みますが，目の前の思春期クライエントが何に興味や関心を抱いているのか，何を大切にしているのかを知ることが，そのスタート地点となります。

クライエントは自分の大切なものに支援者が興味をもってくれることで，支援者が本当に自分のことを理解しようとしていることを実感できます。どんなことでも興味をもってきいてもらえることで，「こんなこと話しても……」と思うことでも，安心して心配ごとを話すことができるようになります。支援者と話をしてよかったという思いを抱くことができれば，みずから「また相談に来よう」と思ってもらうことができ，継続的な支援が可能になります。

また，本人が大切にしていること，価値観，強みを知ることで，それを今後の支援に活用していくことができます。思春期クライエントは自分自身の問題に直面して解決していくという心がまえが不十分なため，「あなたのここが問題だから，なんとかしなさい」と言われてもできません。それどころか，そんなことを言う支援者のことは二度と頼ってくれません。そこで，雑談をとおして，本人の興味のあることを入り口に内的世界へと至り，雑談のなかでさりげなく，自分の問題に気づいてもらい（つまり「自分ごと化」です），解決に取り組んでいく，ということを進めていくことが効果的です。

> ## 1．導入前の声かけ（成功例）
> 思春期の治療の主体は親ではなく，クライエント本人です。けれども，思春期の人は親に連れられて訪れることが多く，本人の問題意識は希薄です。
> そんな本人が主体的に治療にかかわっていけるようになる最初のステップが，「導入前の声かけ」です。

（待合室にて）

T：「蔭山双葉さん？」●……………………………………

C：「……はい」

T：「はじめまして。私はあなたの担当をさせていただく，相談員の○○といいます」●………………………

T：「今日は，双葉さんから30分くらいお話をきかせてもらいたいな，と考えています。どんな話でもいいので，双葉さんのお話をきかせてくれたらな，と思っています」●……………………

〈自分ごと化：呼びかけはクライエント本人へ〉

まずは「この話の主役は自分なのだ，自分のために人が集まっているのだ」と理解してもらう必要があります。その最初の一歩が，最初の声かけを親ではなく，本人にすることです。
そのために，本人に向けて語りかけていることがわかるよう，フルネームで呼びかけましょう。

〈自己開示：自己紹介〉

声をかけてくる大人が何者なのか，思春期のクライエントは警戒心でいっぱいです。そこで，まずは自分の名前を名乗ります。自己開示は相手の警戒心を解くための有効な一歩であり，相手の自己開示を促すことにつながります。自己紹介でそのためのささやかな一歩を踏み出しましょう。

〈相談目的の明確化〉＋〈見通しを立てる〉＋〈自分ごと化〉

連れてこられた思春期クライエントの心はこれから何が起こるのか，警戒心でいっぱいです。
「どうせ話をきかれるのは親だから，自分は関係ない」とも考えています。また，「どれだけ時間がかかるんだろう？」とげんなりしているかもしれません。

T : 「ここは，あなたの話してくれたことに対して，そ
れはよくないと批判したり，こうしたらよいと指示した
りする場所ではないので，何でも話してくれると嬉しい
です」●

T : 「ここで話してくれることは双葉さんのプライバシ
ーなので，命にかかわることでもない限り，ご家族を含
め誰にも伝えませんので，安心してください」●

T : 「それでは，双葉さん。よかったら，向こうのお部
屋でお話をきかせてもらってもいいですか？」●

C : 「はあ……」

（セラピストは本人のみを伴って，面接室へ）

〈警戒心の解除〉
大人の正論（これまで嫌というほ
どきかされている）をまたきかさ
れる場所ではないことを説明しま
しょう。

〈警戒心の解除〉
警戒している相手が話してくれる
よう，相談の枠組みを説明し，警
戒心を和らげます。

〈許可をもらう〉
未成年であっても1人の人間とし
て尊重し，敬意を払い，お願いを
します。次の返答のように「消極
的応答」でもいいので，OKの返事
をもらいます。ささやかなOKの
積み重ねが次につながっていきま
す。

2. 導入（成功例）

ここからは，思春期クライエント本人のみと話を進めます。

初対面で警戒している思春期クライエントに接する場面において，重要となる最初のステップです。

何気ない雑談のようですが，相手の反応を見ながら，機能する言葉を選んでさりげなく投げかけていきます。

T：「今日はわざわざ来てくれてありがとうね」

C：「……」

point! 最初の対面における心得

連れてこられただけの思春期のクライエントはムスッとして返事を返さなかったり，通り一遍の返事でやり過ごそうとしたりしますが，それが普通ですので，こちらがそれに反応してムッとした反応（正の弱化：p.024）を返してはいけません。たとえ，親に連れてこられただけにしても，どうしても嫌なら拒絶して来ないということもできたはずなのに，とりあえずこうして来てくれ，こうして話してくれているという事実には，間違いなく本人のかかわりがあります。「自分には問題ない」と思っている一方，来ることで何かが変わることを期待する気持ちがどこかにあるかもしれません。

point! ポジティブ・フィードバック

ポジティブ・フィードバックは好子として，クライエントの行動を強化する働きがあります。あらためてPART1のp.023「強化」の項を振り返ってみてください。

〈非言語コミュニケーション：声のトーンを変える〉

ここからは本人のみとの会話ですので，先ほどまでの親と一緒のときと違って，声のトーンを変えています。それによって，親との会話とは違うことを感じてもらうことができます。

〈ねぎらいと感謝：ポジティブ・フィードバック〉

第三者に相談に行くというのは，思春期にはとてもハードルの高いことです。そこに至るまでに大きな心の葛藤がもちろん，相談に行こうと誘う親と家でひと悶着あったかもしれません。

まずはここまで来てくれたという相手の行動を積極的に肯定します。思春期の人との対話の基本は，よいところを見つけて肯定していくという「強化」ですが，その第一歩が嫌々でも相談にきてくれたという行動になります。ポジティブ・フィードバックには好子として，クライエントの行動を強化する働きがあります。

T:「（表情を和らげて）ここまで来るの，たいへんだった？」●・・・・・・・・・・・・・・・・・・・・・・・・

C:「……まあ……」●・・・

T:「そうかぁ」●・・・

T:「ここまでは，どうやって来たの？」●・・・・・・・・・・・・・・・・・・・・・・

〈非言語コミュニケーション：
表情を和らげる〉
来てくれた喜びを表情で伝えましょう。相手がムスッとしているからといって，こちらもそれに引っ張られて固くなってはいけません。相手（クライエント）の緊張は自分（セラピスト）の緊張の現れです。意図的に場の雰囲気を柔らかくしましょう。

〈消極的応答〉＋〈警戒〉
消極的応答でいいので，まずは返答を引き出すことが，関係構築の一歩です。

〈共感〉
相手の気持ちに共感します。
ただし，主題ではないので，そこに留まらずに次へ進みます。

〈クローズド・クエスチョン〉
最初はクローズド・クエスチョンにより答えやすい質問を投げかけることで緊張をほぐしていきます。ここでは，ここまで来る手段を確認しています。

point! 2つのクエスチョン技法

質問には，答えの範囲を限定しないオープン・クエスチョンと，答えが限定されたクローズド・クエスチョンがあります。両者の使い分けですが，相談場面においては，オープン・クエスチョンから始め，クローズド・クエスチョンに移行していくのが基本です。特に思春期の相談場面では，思春期クライエントの話す話題はセラピストの想定外となることが多いため，クライエントの興味・関心を知るのに，答えを限定しないオープン・クエスチョンが役に立ちます。一方，オープン・クエスチョンでは相談に慣れていない思春期クライエントには答えにくい場合も多いため，開始直後のあまり重要でない話題（天気など）に関しては，あえてクローズド・クエスチョンとすることで話しやすくすることも有効です。
この場面で最初にセラピストは簡単に答えられるクローズド・クエスチョンを投げかけています。ここで重要なのは，答えが返ってくるまで待つことです。まずは相手に何らかの答えを返してもらい，言葉のやり取りをするという関係をスタートさせます。

C：「どうやってって，そりゃ，電車だけど」● ‥‥‥‥‥‥ 〈消極的応答〉＋〈警戒〉

〈単独での行動力の評価〉
雑談のなかで，本人の自力での行動力を評価するとともに，今後，自立へ向けた後押しがどの程度可能になりそうかを見積もっています。

T：「電車ね。電車でここまで1人で来たりすることある？」●

C：「まあ，たまには」● ‥‥‥‥‥‥ 〈消極的応答〉

T：「そうなんだ。どこに行ったりするの？」● ‥‥‥‥‥‥ 〈興味の対象の探索〉
本人の興味の対象を探ることで，今後の支援に役立ちそうな，本人の価値観や強みを把握しようとしています。

C：「……御徒町のユザワヤとか」●

T：「ユザワヤかぁ。ユザワヤって，何でもあっていいよね。何買ったりするの？」● ‥‥ 〈興味の表出〉
興味の対象がわかります。また同時に，それに1人で取り組んでいる活動の内容もうかがえます。

C：「……レジン液。あそこの大きいから」● ‥‥‥‥‥‥ 〈興味への理解〉

T：「ああ，あの黒いボトルのやつかぁ」● ‥‥‥‥‥‥ 〈応答〉
少しずつ嫌々でない応答が返ってくるようになります。

C：「そう，それ。今日，帰りに寄ることにしてる」

〈興味への理解〉
相手の話題が理解できれば，興味を惹かれたことを示します。

point! 「文脈における内容と機能」
このPARTの冒頭で対話のポイントとして「話されている内容（コンテンツ）ではく，文脈（コンテクスト）に目を向ける」と述べました。まさにこの場面はクライエントの行動活性化に向けた対話が展開されています。詳細はPART4のp.111を参照してください。

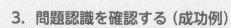

3. 問題認識を確認する（成功例）

相談機関は，本人の問題を解決するためにありますので，本人の問題を把握しなければなりません。問題把握に先立って，本人の問題意識を確認していきます。

T：「ところで，双葉さん。今日はどうして，わざわざここまで来てくれたの？」●……………………

〈話の道筋づくり〉
思春期の相談は雑談のなかで進んでいきますが，流れに任せ過ぎるとゴール（落としどころ）にたどり着きませんので，話を元のルートに適宜戻します。

C：「いや，別に……。お母さんに，行くよ，って言われて」●………

〈警戒〉＋〈自分ごととして捉えられない〉

T：「お母さんに，行くよ，と言われて来たんだね」●……………

〈きき返し〉
きき返しの基本となるのが，相手の言葉をそのまま返す「オウム返し」です。

C：「そう。だから，何？」●…………………………

〈拒絶〉＋〈挑発〉
思春期の〈拒絶〉は当然のことと受け止めます。〈挑発〉には乗らず，別の言い方で返していきます。

T：「まわりにああしろこうしろと言われる。今回はとりあえずそれに従って来た。でも，勝手に自分のことを決められて，実は……？」●…………………………

〈自己決定に関する評価〉
いずれ必要になる「自分ごと化」と「自己決定」に向けて感触を探ります。

C：「イヤ，絶対イヤ。というか，全部イヤ」●……………

〈拒絶〉
この時点では，何が嫌かもわかっていない，「何でも拒絶」状態なので，いずれ深堀りする必要があるものの，現時点ではこの道筋は時期尚早と考え，別の道筋に進みます。まずはラポール形成の入口に戻ります。

T：「嫌だなと感じるなか，それでも来てくれたのは，ありがたいな，と思うよ」●┈┈┈┈┄

C：「相談なんて来る必要ないし，メンドクサイし」●┈┄

T：「自分では相談なんて行く必要ないって思っていて，面倒だったんだ。面倒な思いをしてまで，今回は来てくれたんだね」●┈┈┈┄

C：「来たくて来たわけじゃないし。相談なんて来ても時間の無駄だし。家でゲームするか，動画見てたほうがよくない？」●┈┄

〈ポジティブ・フィードバック〉
感情に軽く触れたうえで，それでも行動できたことを強化します。今後，嫌な気分を抱えながらも必要な行動をとっていく力が大切になってきます。

〈拒絶〉
ポジティブ・フィードバックをしてもすぐには響きません。

〈共感し，それを伝える〉
共感するとともに，単に話を合わせているのではなく，相手の気持ちを正しく理解していることを伝えます。最初から，本人が問題解決に積極的であることを期待してはいけません。そうでないことが多く，そもそも問題を認識していないことが一般的です。
思春期の治療関係は，ゼロどころか，マイナスからスタートする想定で臨みます。

〈ポジティブ・フィードバック〉
＋〈行動の強化〉
「面倒だと思っても行動できる力」を，この時点から強化していきます。後ほどその力を発揮することになる重要な要素です。

〈不適応行動の合理化〉
不適応行動の合理化発言は必ず出てくるため，この後，適切に対応します。

T：「面倒なところ，わざわざ来てくれてありがとうね」●┄┄

T：「せっかく来てくれたので，ここに来たことがあなたにとって何かプラスになればいいなと思う。何かあなたが困っていることがあれば，相談に乗りたいと思うのだけれど」●┄┄┄┄┄┄┄

C：「だから，私は連れてこられただけで，相談したいなんて一言も言ってないし」●┄┄┄

T：「そうだったね。
お母さんがあなたの意思とは
別に，あなたを連れてきたという
話だったものね」●┄┄┄┄┄┄┄

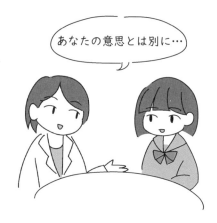

あなたの意思とは別に…

〈**不適応行動の弱化**〉＋〈**適応行動の選択的強化**〉

不適応行動については「共感しても強化しない」という姿勢が大切になります。ここで〈強化〉するのは，「面倒でも来院した」という行動であり，その部分だけを取り出して強化します。その一方で，「ゲームをしていたほうがいい」という点は〈強化〉せずに，〈弱化〉しています（あえて触れない）。

〈**相談目的の明確化**〉

ルートを修正し，相談のスタート地点にようやく立ちました。一般的な相談だとこの「困りごとの解決」から相談が始まりますが，思春期クライエントの場合は，「困りごとが明らかでない」「困りごとがあったとしても相談したいとは思わない」といった点から，そうすんなりとは始まりません。

〈**拒絶**〉＋〈**自分ごととして捉えられない**〉

拒絶的な反応は思春期クライエントには珍しくありませんので，めげることなく，別のルートからアプローチすることにします。

〈**受容**〉＋〈**自分ごと化**〉

ルートを修正し相談の開始を試みましたが，あまり強引だと相手に「大人は結局きいてくれない，自分の都合で話してばっかり」と思われてしまいますので，いったん相手に合わせます。その際に，自分自身の意思に向き合うことの重要をさりげなく示唆しておきます（「あなたの意思とは別に」という言葉に着目）。

C：「そう言ったじゃん。お母さんが今日は行くところがあるからって言うから，ついてきたらたまたまここに着いただけ。私は別にここには用事ないし，お母さんが来たことも私には関係ない」●

T：「ところでお母さんは何を気にかけて，わざわざあなたとここまで来てくれたんだろうね？」●

C：「さあ？　私が学校に行ってないからじゃん？」●

T：「お母さんがここまで来てくれたのは，何を望んでのことなんだろう？」●

C：「さあ？　私に学校に行ってほしいんじゃん？」●

T：「なるほど。お母さんはあなたのことを気にかけ，あなたに学校に行ってほしいと願っている。その気持ちを，あなたはそうやって思いやることができる」●

〈問題の否認〉＋〈自分ごととして捉えられない〉

〈弱化〉
「私は関係ない」には反応せず弱化し，話題を転換します。自分の意思とは関係なく連れてこられた面倒な気持ちに共感しつつも，強化しないことが大切です。

〈他者視点の評価〉
主観的な拒絶から離れて，客観的な視点がもてるか，他者視点を想像する力の乏しさがないか，を確認しています。

〈警戒〉
自身の問題は認識していることがわかりますが，自分の行動を注意されることを警戒していることが伝わってきます。

〈他者視点の評価〉
警戒されているのが明らかなので，中立の立場で肯定も否定もせず，次の話題に移ります。

〈警戒〉
他者視点をもてることがわかります。その一方，親に言われるのと同じことを，セラピストからも言われるのを警戒している様子がうかがえます。

〈ポジティブ・フィードバック〉
親の心配や望みを肯定も否定もせず，親に肩入れすることなく，あくまでも本人の力を肯定します。

C：（肩をすくめる）●

T：「でも，ここはお母さんのための場所ではなく，あなたのための場所。だから，ここではお母さんの代わりにあなたに学校に行け，なんてことは言わないから，安心して。何をするかはあなた自身が決めることだもの」●

C：「そう？」●

T：「そう。だから，ここではお母さんが心配していることではなく，あなた自身が気にしていることの話をしよう。ここはあなたのための場所だから，あなたの役に立てればと思うのだけれど，あなたがいま，気になっていることは何かある？」●

C：「別に。ここに来させられるまで家でやっていたMMORPGのクエストがどうなったか気になるくらい」●

〈とりあえずの受け入れ〉
思春期の無言の拒絶との判別が必要ですが，話をきいたうえで反論してこないのは，とりあえず受け入れてくれたと考えていいでしょう。

〈相談目的の明確化〉＋〈自分ごと化〉＋〈安心の醸成〉＋〈自己決定への地ならし〉
あくまでこの場は本人の場所であることを認識してもらい，自己決定への地ならしを進めていきます。

〈警戒〉

〈自分ごと化〉＋〈オープン・クエスチョン〉
不登校の話は現時点では機が熟しておらず拒絶を強めるだけなので，相談の道筋を探るために，他にいまここで扱える心配ごとが本人自身にないかを確認しています。

〈問題認識のなさ〉

4. 道を探す（成功例）
本人の問題認識が不十分であり，問題をいきなり扱うのは拒絶を強めるだけであることが判明したため，本人の興味を入り口として，別の道を探していきます。

T：「そういえば，さっき，待合室でもスマホで何か見ていたよね。あれがそのゲーム？」

〈入口探し（話題探し）〉
これまでの言葉の端々や，持っている品物・格好などから，手がかりを探し，アプローチします。

C：「違う。あれは今期アニメの覇権探し」

〈空振り〉
入口はなかなか見つからないことが多いため，空振りに懲りることはありません。

T：「今日持ってきたそのバッグに付いているアクキーの帽子キャラも，もしかして……？」

〈入口探し（話題探し）〉
懲りずに探し続けます。

C：「これ？　これは今期じゃない」

〈空振り〉

〈入口探し（話題探し）〉
可能性がありそうなら，もう少し深入りします。

T：「それって，何のキャラ？」

〈消極的応答〉
興味の対象については仕方なしでも応答してくれます。消極的でも応答してくれるポイントが見つかれば上々です。

C：「ブギー……」

〈入口探し（話題探し）〉
何とか入口を見つけ，そこを進みます。

T：「それって……？」

〈消極的応答〉
消極的な応答でも，興味の対象がわかれば，そこから話を進めることができます。

C：「……『ブギーポップは笑わない』」

Ⓣ：「あ，きいたことあるかも。20年くらい前にアニメ化されていたよね？」●

〈入口探し（話題探し）〉
興味の対象がわかったので，そこから話をふくらませることを試みます。

Ⓒ：「それとは違う。これは最近の」●

〈拒絶〉
知ったかぶりをすると拒絶をされるため，さじ加減が重要です。

Ⓣ：「ああ，ごめん。自分が想像したのと違うかも。自分が思い浮かんだのは，暗い感じアニメで，自分にはよく理解できなかった感じのだったから」●

〈謝罪〉＋〈興味を示す〉
知ったかぶりは素直に謝ります。内容自体には興味があることを示します。

Ⓒ：「それ，1作目のファントム。原作読んでないと話についていけなかったはず。私のこれは2作目」●

〈消極的応答から積極的応答への転換〉
一般的に，興味の対象についての間違いは，積極的に訂正してくれます。

Ⓣ：「へぇ，そうだったのか。詳しいね。原作，読んでるの？」●

〈興味を示す〉＋〈入口探し（話題探し）〉
積極的な応答に転換したことを受け，この道で進むことにします。

Ⓒ：「一応」●

〈消極的応答〉

Ⓣ：「最近，またアニメ化されたという話をしてくれたけど，原作が完結したの？」●

〈クローズド・クエスチョン〉
消極的なうちは，クローズド・クエスチョンで答えやすくします。

Ⓒ：「どうかな？　たぶん，してない。作者，筆が遅いから，止まっているだけだと思う」●

〈積極的応答〉
興味の対象については，尋ねた以上に答えてくれます。

Ⓣ：「じゃあ，待ち遠しいね，次が出るまで気になっちゃいそう」●

〈気持ちを言語化する〉
思春期においては，気持ちを言語化する過程が重要となります。それをまずは手頃な題材を基に，こちら側から試みています。

Ⓒ：「別に。エタるものってあるし。他にも読むものいっぱいあるし」●

〈空振り〉
まだ言語化には早かったようです。

Ⓣ：「なるほど。最近，他に何か読んだものある？」●

〈話題を進める〉
言語化にはまだ早いようなので，まずは興味の対象の話を通して，本人の理解に努めます。

Ⓒ：「最近……？　うーん，『ありふれた職業で世界最強』とか，『私，能力は平均値でって言ったよね！』とか」●

〈積極的応答〉
興味のある話になったことで，オープン・クエスチョンにも答えてくれるようになっています。

Ⓣ：「それってつまり，異世界転生ものってこと？」●

〈話題を進める〉

Ⓒ：「違う。異世界転生と異世界転移を一緒にしないで」●

〈拒絶サイン〉

Ⓣ：「ごめん，詳しくないんだ。よかったら教えて。何かオススメある？」●

〈謝罪〉＋〈教えを請う（立場の入れ替え）〉＋〈自己効力感の向上〉
知ったかぶりにならないよう謝ります。
相談の枠組みにおいては，「セラピストが教え，クライエントが教わる」という一方的な関係にならないよう，ときに立場を入れ替えることが有効です。
セラピストがダウンポジション（低い立場）を取ることで，相手の力を認めていることが伝わり，自信をもって教えてくれます。
大人が自分の話を真剣にきいてくれるという経験は，大人への不信感を和らげてくれます。
また，自分にも大人より勝っている点がある，他人に語れるだけのものを自分がもっているという実感は，本人の自己効力感の向上や自信につながります。

Ⓒ：「……『無職転生～異世界行ったら本気だす～』」

Ｔ：「それ，どんな話なの？」●┄┄┄┄┄┄┄┄┄┄┄┄

Ｃ：（語ってもらう）「～で，最後に，前世では無職のひ
きこもりのまま死んだ主人公が，異世界ではちゃんと死
んでいくの」

Ｔ：「おぉ，説明がとてもわかりやすい。読みたくなっ
てきたよ。今度，読んでみよう。本屋にあるかな？」●┄┄

Ｃ：「てか，サイトで読めるよ」

Ｔ：「へ？　サイト？」

Ｃ：「……『小説家になろう』」

Ｔ：「そうか，『なろう』か」

（しばらく考えるセラピスト）●┄┄┄┄┄┄┄┄┄┄┄

Ｔ：「『なろう』って，みんなが自分の小説を
アップするサイトだよね？」●┄┄┄┄┄┄┄┄┄┄┄┄

Ｃ：「そうだよ」●

point!　「文脈における選択的強化」

ポジティブ・フィードバックは好子として，クライエント
の行動を強化することはくり返し述べてきましたが，適
応的な行動を強化する場合「何を強化するか」という観点
が重要です。つまり選択的強化です。この場面の「おぉ，
説明がとてもわかりやすい」という投げかけを用いてセ
ラピストが選択的に強化している事柄について，詳細は
PART4のp.112を参照してください。

〈興味の対象の説明〉

他人に教える過程で，その興味の
対象がどうして自分にとって大切
なのか，クライエント自身が自覚
することができます。

〈ポジティブ・フィードバック〉
＋〈伝えることの重要性の実感〉
＋〈自己効力感の向上〉

ポジティブ・フィードバックで返
しています。ここでの目的は，自
分の感じていることを相手に伝え
るコミュニケーションの重要性を
実感として感じてもらうことにあ
ります。そして，そのことが他人
の行動を変え得ることを知っても
らいます。それを通じて，自己効
力感（＝自分には何かができると
いう感覚）の向上を図っています。
「自分の気持ちを相手に伝えるこ
とは大切」「あなたにもできること
はある」といったことはとても重
要ですが，セラピストがそう口で
伝えても思春期クライエントには
響かないため，こうしたやり取り
のなかで実感として感じてもらう
ことが大切なのです。

〈話題転換の準備〉

〈答えやすいクローズド・クエ
スチョン〉

続ける質問に答えてもらいたいた
め，前振りとして答えやすい質問
を投げかけています。

〈警戒心の解除〉

答えやすい質問だと警戒心を解い
て答えてくれます。

T：「その『なろう』に，あなたも書いたものを自分でアップしたりするの？」

C：「……するけど？」

T：「おぉ，すごい！」

C：「？」

T：「だってさ，それって，その作者と同じ立場ってことじゃない？」

C：「そんなことないけど」

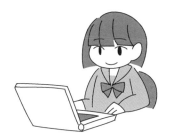

〈一歩踏みこむ〉＋〈クローズド・クエスチョン〉

このクライエントの場合はアニメやラノベの話だとよく話してくれることがわかり，それに絡めて話していくことで，本人の大事にしているものがつかめそうな感触が得られたため，この道を進むこととし，ここから一歩踏みこんでいきます。はぐらかされたくない重要な質問なので，ここでは〈クローズド・クエスチョン〉を選択しています。なお，本来その一歩手前に存在する「自分でも小説を書くの？」という質問は答えにくいうえ，この質問でカバーできるため，あえてスキップしています。

〈自己開示〉＋〈警戒〉

会話がどうしてそういう展開になるのか，警戒していることがうかがえます。

〈ポジティブ・フィードバック〉＋〈警戒心の解除〉

大袈裟ぎみのポジティブ・フィードバックで警戒心を解いています。

〈肯定的意味づけ（よいところ探し）〉

本人が認識していない，本人の強みに焦点を当てています。このことは自己効力感の向上につながるとともに，次のステップへ進むための力になります。

〈受け入れられない〉＋〈自尊心の低さ〉

他人からほめられたからと言って，すぐには受け入れることができないものです。

T：「いやいや，すごいって。そんな人，なかなかいないって。まわりにそんな人，いる？」●┈┈┈┈┈┈┈┈┈

C：「そもそも，そんな話，まわりにしないし。学校でもしないし，親にも言うわけないし」●┈┈┈┈┈┈

T：「誰にも言ってない秘密を教えてくれたんだ。ありがとうね」●┈┈┈┈┈┈┈┈┈┈┈┈┈┈┈

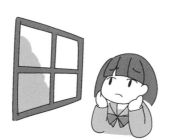

〈自尊心の向上〉
本人の強みを強調するとともに，認知行動療法的な客観的な視点の導入を図っています。

〈受け入れられない〉＋〈自己開示〉
客観的な視点の導入には至りませんでしたが，人間関係に関する重要な情報が開示されています。

〈ラポール成立〉
ここでようやくラポールが成立したので，この後，ようやく情報収集を開始します。

5. 道筋に沿って情報を収集しながら価値観を描き出す（成功例）

相談の序盤でラポールが成立したところで，ようやく情報収集を開始します。情報は，会話の流れに沿って自然に集めていきます。ただし，ラポールを崩さないよう，いかにも情報収集とならないように気を配る必要があります。

それと同時に，情報収集に終始してはいけません。話をきく過程で，本人の価値観を描き出して終盤へつなげるのが，この中盤に望まれる流れです。

T：「親にも言ってないという話をしてくれたけど，あなたの家族って，どんな感じ？」

〈情報収集：家族関係〉

C：「どうって，フツーの家族。お父さんとお母さんがいて，きょうだいはいない」

〈漠然とした答え〉
漠然とした答えが返ってくることがよくあります。

T：「どんなお父さん，お母さん？」

〈明確化〉
漠然とした答えの場合は改めて詳しく尋ねます。

C：「んー。お父さんは最初，私が学校行かなくなったときは行け行けうるさかったけど，いまは何も言わない。お母さんは，学校の先生やスクールカウンセラーに相談に行っているみたい。私はメンドイから1回くらいしか，スクールカウンセラーには会ってないけど」

〈情報収集：家族関係〉

T：「家で嫌なことをされたりする？」

〈情報収集：家族関係〉
虐待などの背景がないか確認しておきます。自殺リスク同様，虐待リスクははっきりと確認しておくことが必要です。

Ⓒ：「虐待ってこと？　そういうのはないけど，メンド
イ親だなとは思う」

Ⓣ：「学校の話も出たけれど，どこの学校だっけ？」

Ⓒ：「……一ツ葉女子学院」

Ⓣ：「四谷にある学校か。
どんな学校なの？」

Ⓒ：「フツーだと思う」

Ⓣ：「フツーか。
それってどんな感じ？」

Ⓒ：「うーん。みんな頭よくて，
どっちかというとおとなしめで，
ヤンチャな子がいるってわけじゃない」

〈情報収集：家族関係〉
虐待とまではいかなくても，親へ
の複雑な思いが表出されることも
よくあります。

〈情報収集：学校関係〉
思春期において，家庭に次ぐ第二
の居場所である学校関係の情報は
欠かせません。警戒心が現れやす
い部分でもあるので，ここまで辿
り着くのには回り道も必要となり
ます。

〈消極的応答〉

〈情報収集：学校関係〉＋〈オー
プン・クエスチョン〉
PART2「失敗例」では「へぇ，進
学校だね，すごいな。頭いいんだ
ね」と不用意な評価をしてしまっ
ていますが，学校の話題は地雷が
多いので，注意してそれらを避け，
先入観をもつことなく，「よい」・「悪
い」の評価を交えずに，オープン
に尋ねます。

〈漠然とした答え〉
漠然とした答えが返ってくること
がよくあります。

〈明確化〉
漠然とした答えでわかった気にな
らず，はっきりさせます。

〈情報収集：学校関係〉
客観的な学校の情報はセラピスト
側でもある程度収集できますが，
大切なのは他人にはわからない，
本人の主観的な受け止め方です。
それは本人の口からきくのがいち
ばんです。

T：「普段，誰かと話したり？」●

C：「クラスに話す子はいるけど」●

T：「いるけど……？
何か嫌な思いをしているの？」●

C：「イジメとかはないよ。
そういうんじゃないけど，私なんかがトモダチでいいの
かな，と思うことはある」●

T：「どういうこと？」●

C：「みんな，フツーに頭いいし，カワイイし」

T：「自分のことはどう思うの？」●

C：「なんか，違うところに来ちゃったなー，って思う」●

T：「そうかぁ。逆にいまの学校で，気に入っていると
ころもあるの？」●

〈情報収集：友人関係〉
友人関係は学校生活のなかで押さ
えておきたいポイントです。でも，
友人がいなかった場合に相手の
気持ちを傷つける可能性を考える
と，「友だちはいる？」という尋ね
方はできませんので，柔らかく尋
ねます。

〈自己開示：友人関係〉

〈情報収集：友人関係〉
いじめなどの背景がないか確認し
ておきます。

〈自己評価の低さ〉

〈言語化を促す〉

〈自己評価の確認〉

〈自己評価の低さ〉
このままだと学校へ行かない理由
の合理化に進みそうな気配を感じ
取り，自己評価の低さやアイデン
ティティの問題は後ほど扱うこと
にして，別のアプローチ（ここで
は〈よいところ探し〉）を取ります。

〈よいところ探し〉
現時点では学校への適応を優先し
ているため，不適応ポイントは強
化せずに，適応ポイント探しへ話
題を移します（自己評価の低さは
後ほど別に扱います）。

C：「うーん……制服は好き」●

〈肯定的返答〉
学校が苦手なようなので，学校に関する肯定的な受け止めを集めています。

T：「制服は好き……」●

〈オウム返し〉＋〈先を促す〉
評価を挟まず，オウム返しで先を促しています。

C：「制服が好きで選んだ学校なんだけど，家から遠いんだよねー」●

〈情報収集：学校関係〉
本人の主観的な評価をきき取る。

T：「家から遠い？」●

〈オウム返し〉＋〈先を促す〉

C：「入学前に学校説明会に行ったから，わかっちゃいたんだけどね。毎日となると，思ったより遠いなって。特に朝がキツイ」●

〈情報収集：学校関係〉
本人の主観的な評価をきき取る。

T：「朝がキツイ？」●

〈オウム返し〉＋〈先を促す〉

C：「そう。朝6時半に家出るんだよ？　お父さんが仕事に行くより早いんだよ。早すぎじゃない？」●

〈同意を求める〉

T：「6時半かぁ」●

〈オウム返し〉
オウム返しに徹し，セラピストの評価をあえて加えず，強化せず先へ進みます。

C：「部活の朝練あるときなんか，6時だよ？　ムリじゃない？」●

〈理由づけ〉＋〈同意を求める〉

T：「6時ねぇ。6時はイヤなんだ」

C：「もちろん，イヤ」

T：「ところで，生徒の話はきいたけど，先生たちはどんな感じ？」

〈認知的介入〉〈原因の帰属の変更〉

相手の「ムリじゃない？」の発言に対しては，肯定して〈強化〉することなく，触れないことで〈弱化〉しています。かわりに，「ムリ」（できない理由）を，「イヤ」（自分の気持ち）に言い直して返すことで，クライエントの認識の切り替えを図っています。先ほどまでのそのまま返す〈オウム返し〉に〈言い直しによる変化球〉を混ぜて，少しずつ軌道修正していきます。極端な変化球は相手がついてこられなくなってしまうので，反応を見ながら少しずつ返しています。

〈言い直し〉

「ムリ」という「できる／できない」の話から，「イヤ」という気持ちの問題に変わっています。「学校に行けない」原因の帰属先が，環境から自分の気持ちへと切り替わることで，これは自分のなかに存在する問題であることが自覚できるようになり，だからこそ自分自身が変えていくことができるものであると認識できるようになります。この時点では，その認識に至るにはまだいくつかのステップが必要そうなため，クライエント自身の課題として扱うのは後ほどとします。

〈情報収集：学校関係〉

---

point! オウム返しという方法

思春期クライエントの場合，拒絶と警戒から，答えが一言だけということも多くあり，話がなかなか前に進みません。そんなときに，先を促すのが「きき返し」です。なかでも「オウム返し」は肯定でも否定でもない中立的な返しであることから，クライエントの不適応行動を肯定で強化することもなく，かといって否定して拒絶を招くこともないことから，思春期クライエントに対してとても使いやすいでしょう。例をあげてみます。

クライエント「今日は朝までゲームしていたら寝坊して……」。

答え①【オウム返し】「朝までゲームしていたら，寝坊して……？」→続きを話してくれる。

答え②【肯定的な返し】「そりゃ，朝までゲームしていたら寝坊するよね（笑う）」→寝坊しても仕方ないと認め，朝までゲームするという行動を強化してしまう。

答え③【否定的な返し】「えっ，朝までゲームしていて寝坊したの？（顔をしかめる）」→否定されたと感じて，それ以上話してくれなくなる。

C：「先生たちは，昔から学校に住んでそうな魔女ばっか。
それもムリ，と思う理由かなー」

T：「そうなんだ。そういえばさっき，
部活の朝練の話をしてくれたけど，何部なの？」

C：「……アクアリズム部」

T：「アクアリズム部……？」

C：「アーティスみたいなヤツ」

T：「アーティス……。ごめん，全然わからないんだけど，
それってどういうの？」

C：「昔はシンクロって呼ばれていたみたいだけど，
それだったらわかる？
それみたいなもん。ちょっと違うけど」

T：「え，もしかして，
リフトしてジャンプとかするの？」

C：「するよ」

〈理由づけ〉

〈弱化〉＋〈話題転換〉＋〈情報
収集：学校関係〉
思春期を取り巻く環境には解決
不能な課題（学校のこと，家のこ
と，社会のこと）が無数にありま
すので，そのようなときは，原因
探しよりも，「問題があっても，自
分は自分にとって大切なもののた
めに行動できる」という自己効力
感を高め，問題を乗り越えていく
ことのほうが有用です。ここでは，
学校に行かない理由を〈弱化〉す
るために〈話題転換〉しています。
前の話題にとどまり，「現状を変え
ない理由」に注意を向けさせると
「現状を変えない」ことを強化する
ことになるので，（必要最低限の注
意はしつつも）過剰な注意を向け
ないほうがいいでしょう。

〈オウム返し〉

〈教えを請う（立場の入れ替
え）〉

〈情報収集：学校関係〉

〈興味を示す〉
興味をもったことを示して，話を
膨らませてもらいます。具体的な
ことに言及すると，単に「それっ
て何？」というよりも興味が伝わ
ります。

T：え，本当？ 泳ぐことしかできない自分みたいな素人にはどんな感覚なのか想像もつかないし，そういうのってテレビでしか見たことないんだけど，すごくない？

〈良いところ探し〉〈情報収集：学校関係〉

何をしているかという客観的な情報以上に，本人の主観的な評価をきき取ることが大切です。

C：「いや，別にすごくないし。プールに入るのは週1だけで，朝は陸練だし。冬なんて陸練しかないから，別名おしゃべり筋トレ部だし」

T：「なるほどね。で，部活，どうなの？」

〈情報収集：学校関係〉＋〈オープン・クエスチョン〉

本人の主観的な評価をきき取ります。ポイントがまだわからないため，オープンに尋ねています。

C：「んー，泳ぐのは好きだけど」

〈興味の対象〉＋〈口ごもる〉

興味の対象を把握するとともに，「けど」と口ごもったことに気づきます。

T：「泳ぐのは好きだけど？」

〈オウム返し〉＋〈先を促す〉

先を促し，先ほど口ごもった理由を深掘りしていきます。

C：「学校のプール，校舎の建て替えでしばらく使えないんだよね」

T：「って，ことは……」

〈先を促す〉

C：「陸練ばっか」

T：「……さっき言った，おしゃべり筋トレ部ってやつ？」

〈相手の話を覚えていることを伝える〉

言外にこめられた意味をつかむために一拍おいてから，進みます。先ほどの相手の話を覚えていることを伝えて，先へ進みやすくしています。

C：「そう」

〈OKサイン〉

T：「おしゃべり筋トレ部って，どういうこと？」

〈オープン・クエスチョン〉

評価を交えずオープンに尋ねます。

ⓒ：「おしゃべりしながら，ゆるく筋トレするってこと。
私はおしゃべりしないけど」●

ⓣ：「へぇ」●

ⓒ：「おしゃべりしながら筋トレってさ，
そういうのって，どう思う？」●

ⓣ：「ん？　あなたはどう思うの？」●

ⓒ：「そんなの，
筋トレじゃなくない？」●

ⓣ：「つまり……」

ⓒ：「筋トレするなら，
しっかりそれに集中しろってこと」

ⓣ：「つまり，やるなら，とことんやれってことか」

ⓒ：「あたりまえじゃん！」●

point!　明確化された価値観への同意

言語化することで自分の価値観を自覚したこの瞬間が第
一の山場です。

〈言外の意味〉

言外にこめられた意味をつかみま
す。ここでは，クライエントは他
の部員とは違う態度で部活に臨ん
でいることがうかがわれます。そ
れがどういう意味をもつのか，そ
ういう態度を選択するのはクライ
エントのどのような価値観に基づ
いているのか，想像を働かせつつ，
その価値観を慎重に明らかにして
いきます。

〈中立的な応答〉

地雷が多そうな話題に入ったた
め，評価をせずに，中立的な応答
でいったん返しています。

〈相手の意見を求める〉

クライエントが意見を求めてきた
ときは，その意図に注意します。
この場合は，「同意を求める」であ
ると推測されるため，自分の意見
は言わずに逆に問い返していま
す。

〈問い返し〉

クライエント自身の考えをきくた
め，自分の意見は言わずに逆に問
い返しています。

〈価値観〉

クライエントの意見や判断をきく
ことをとおして，本人のもつ価値
観を明らかにしていきます。

〈価値観の発見〉＋〈アイデン
ティティ確立への一歩〉

相談のゴールは単なる問題解決
ではなく，自己の確立です。そこ
へ向けて会話を収斂させていきま
す。

○ **6. 表面上の問題ではなく，本当の問題を探る（成功例）**
情報収集をとおして，表面上の問題（今回の場合は学校へ行けない）だけではなく，その根底にある問題（価値観）が見えてきたため，相談の中盤では，内省を促していきます。

T：「ところで，いまは毎日どう過ごしているの？」●

〈オープン・クエスチョン〉〈情報収集：現在の生活〉
防衛的でなくなったところで，いまの生活を尋ねていきます。話がどこへ向かうかわからないため，まずは，オープン・クエスチョンで尋ねます。

C：「ん〜。朝までボイチャしながらゲームしてるから，朝方寝て，昼過ぎに起きてるかな」

T：「ボイチャかぁ。それって，どんな人と話すの？」●

〈受容〉＋〈話を進める〉
正直に話してくれたので，腰を折ることなく話を進めていきます。

C：「知らない大人の人」

T：「知らない人かぁ。緊張しない？」●

〈受容〉＋〈クローズド・クエスチョン〉〈情報収集：対人関係〉
PART2では「え，話す相手は大人なの？ 知らない大人の人ってこと？ 知らない大人の人って，危なくない？」と投げかけましたが，そうした正論をぶつけては本当のことは話してくれなくなりますので，中立的に「緊張しない?」と投げかけています。

C：「あんましない。知らない人のほうが話しやすい。同年代よか，年上のほうが話しやすい」

T：「なるほど。それ，なんでなんだろうね？」●

〈内省の促し〉〈内省の途中過程〉
自分のことを理解できるよう，内省を促します。内省はすぐには深まるものでもないので，まずは考えてみる習慣をつけてもらうことから始めます。

C：「さあ？ わかんない」

Ⓣ：「逆に，まわりの同年代と話すときは話しにくい？」●

〈内省の促し〉
別の角度から考えるよう促します。

Ⓒ：「なんか，合わないんだよね」●

〈言語化できない思い〉

Ⓣ：「合わないっていうのは，話題が合わない？」●

〈仮説の提示〉
内省の習慣づくりのために，とりあえずの仮説（ここでは「話題が合わないこと」）を提示します。

Ⓒ：「話題というか，代々木の塾で一緒の男子がイケメンだとか……。え，そんなことばっか毎日考えてるの，みたいな」●

〈内省の途中過程〉

〈仮説の修正〉
内省を促すために，仮説を修正して再提示します。

Ⓣ：「同年代が子どもっぽいって感じるということ？」●

〈内省の途中過程〉

Ⓒ：「別にそういうつもりはないけど，なんかみんな，人生楽しそう，悩みなさそうだなって」●

〈内省の促し〉＋〈クローズド・クエスチョン〉
悩みを明確化するよう，内省を促しています。ここは，明確な答えが得られるよう，クローズド・クエスチョンで。

Ⓣ：「あなたは悩みがある？」●

Ⓒ：「……」●

〈反応あり〉＋〈応答なし〉
反応があるが応答がない場合は，答える気がないか，答えられない（言語化できない）ためと考えられるため，あとで別の道から確認することにして，いったん引き返します。

7. 現在の生活に焦点を当てる（成功例）

問題が解決せずに続いてしまう背景には，それを維持する要因がいまの生活にあることが想定されるため，現在の生活に目を向け，その要因をクライエント本人に認識してもらうことが必要です。

T：「いまの生活はどう？」

C：「ストレスフリー」

T：「ストレス，全然ないの？」

C：「ない！」

T：「そうかぁ。いまの生活，いいんだね。自分が選んだ生活だものね」

〈**オープン・クエスチョン**〉
批判的な雰囲気にならないよう気をつけ，中立的なオープン・クエスチョンを投げかけます。

〈**現状維持の希望**〉
誰でも現状維持がいちばん楽なため，自分の生活を変えようという言葉はなかなか出てこないのが普通です。

〈**確信度の確認**〉
もし揺らげば，行動変容への基盤づくりの道へ向かうつもりで確認します。

〈**否認**〉
揺らがないため，行動変容には時期尚早と判断します。

〈**自己決定を強化**〉
〈自己決定〉の大切さを伝えるとともに，いまの生活が〈自己決定／あるいは自分が決定しないこと〉による結果であることをさりげなく認識させます。
さりげなくでないと皮肉になってしまい，強い拒絶に合うので注意します。

Ⓒ：「……まあ」●

Ⓣ：「ところで，いまの生活，どんなところがいいの？」●

Ⓒ：「時間ができる」●

Ⓣ：「時間ができる……。
いままでは時間がなかった？」●

Ⓒ：「そう。いまの中学入るまで，受験受験って，
塾ばっかで，習いごともやめちゃって。受験終わっ
たら好きなことできるよーって話だったのに，中
学入ったら今度は，学校の宿題だけでなくて，塾
の宿題も山ほどあるし，アクアリズム部の練習もあるし，
いつまでたっても忙しいまんま」

Ⓣ：「習いごと？」●

〈自己決定に伴う責任の認識〉
自分の人生は自分がつくっていく
ことを少し認識したため，歯切れ
の悪さがみられます。

〈話題転換〉＋〈別ルートの探
索〉
皮肉っぽくならないよう，早々に
話題転換します。行動変容の道は
現時点では無理そうであり，正面
から変化を促すにはまだ早そうで
す。準備が整っていない段階で変
化を強要しても〈抵抗〉に遭うだ
けですので，〈抵抗〉を迂回して，
反対側（いまの生活を支持する側）
のルートから入ることにします。

〈よいところ探し〉
どんなことにもよい面があります。
現在の生活の問題探しに終始せ
ず，よい面を捉えていきます。

〈オウム返し〉＋〈内省の促し〉
〈内省：人生の振り返り〉
これまでの人生を本人の認識のな
かで振り返ってもらっています。

〈オウム返し〉
振り返り中なので，その流れを妨
げないよう，シンプルに一点のみ
取り出してオウム返しします。

Ⓒ：「そう。絵を習ってた」● - ‹内省：人生の振り返り›

Ⓣ：「受験終わったらできるはずだった好きなことって、そのこと？　また絵を習いたい、そのための時間がいまほしい、ってこと？」●

‹仮説の提示›
不登校となっている原因（きっかけではなく維持している要因）は通常はっきりしないことが多いですが、もしかしたらこれが要因かもしれないと考え、仮説を提示してみます。

Ⓒ：「ううん。いまは別に、また絵を習いたいってわけじゃない」● - - - - - - - - - - - - - ‹内省：自分のやりたいこと›

Ⓣ：「そうか、そういうわけじゃないんだね」●

‹仮説の撤回›
違っていた仮説は撤回します。

Ⓒ：「なんか、やりたいことってそのときじゃないとやれないんだよね。やっていいよって後から言われても、なんだかね」● - - - - - - ‹価値観の表明›

Ⓣ：「そのときにしかできないことがある、確かにそうかもね」●

‹価値観への同意›
本人のもっている価値観を明らかにしています。

‹価値観の表明›

Ⓒ：「そうそう。そのときじゃなきゃ、ダメなんだよ」● - - - - - - - - - -

Ⓣ：「じゃあさ、ようやく手に入れた時間で、いまはどんなことをしているの？」● - - - - - - ‹価値観のフィードバック›

Ⓒ：「……ゲーム」● - ‹内省：自己矛盾の認識›
答えるまでに間があったことを察知します。その間は自分の価値観と行動が矛盾していることに気づいたことによるものですが、自己矛盾は他人から指摘されても受け入れられないため、このような形で自分で気づいてもらうことが重要です。

T：「じゃあ，ゲームがいましかできない，やりたいことなんだ？」●┈┈┈┈┈┈┈┈┈┈┈┈┈┈┈┈┈┈┈

C：「ゲーム，楽しいよ？」●┈┈┈┈┈┈┈┈┈┈┈┈

T：「……（待つ）」●┈┈┈┈┈┈┈┈┈┈┈┈┈┈┈┈┈┈┈

C：「最初からゲームしてたんじゃなくて，
もともと学校で授業中にノートにキャラクターを
描いていたの」

T：「それで？」●┈┈┈┈┈┈┈┈┈┈┈┈┈┈┈┈┈┈┈┈┈┈┈┈┈

C：「その頃，どうやって描けば
いいのかなって思って，twitterとかYouTubeとか，
のぞいてたんだよね」●┈┈┈┈┈┈┈┈┈┈┈┈┈┈┈┈┈┈

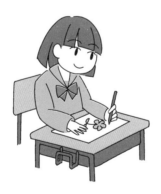

〈間違った仮説の提示による内省の促し〉
先ほど答えに時間がかかったことを踏まえて，さらに踏みこんでいきます。間違った仮説をあえて提示することで，内省を促しています。皮肉っぽくならないよう注意が必要な発言です。

〈返答を回避〉
質問に対して答えているようで答えていないことに気づく必要があります。

〈自己矛盾を実感させる〉
質問に答えていないことを沈黙で暗に伝えています。自分で気づいてしまった自己矛盾を実感してもらう時間が必要なため，沈黙で時間を取っています。ここは重要な転換点なので，伝わらなければ，質問（「じゃあ，ゲームがいましかできないやりたいことなんだ？」）をくり返すつもりでいます。

〈先を促す〉
自己矛盾をどう処理するか（受け入れるか，回避または否認するか）の転換点なので，逃げ道を用意せず，内省を待ちます。

〈内省：人生の振り返り〉

point! 「体験の回避」を乗り越える
セラピストは「じゃあ，ゲームがいましかできない……」と投げかけています。クライエントが不快な感情を回避する「体験の回避」を乗り越えていくための，内省を促しの重要性については，詳細はPART4のp.115を参照してください。

T：「うんうん」●‥‥‥‥‥‥‥‥‥‥‥‥‥

〈先を促す〉
話が向かう先を見極めるため，流れを託します。

C：「そしたらさ，フォローしてた絵師さんのイラストがラノベの表紙になってさ。すごくない？」●‥‥

〈内省：人生の振り返り〉

T：「それはすごいかも。その才能にメジャーデビュー前に気づいたあなたもすごいかも」●‥‥‥

〈自己効力感の向上〉

C：「でも，複雑だよねー。私だけの推しが！　って感じ」●

〈内省：人生の振り返り〉

T：「わかる，わかるー」●‥‥‥‥‥‥‥‥

〈共感〉＋〈先を促す〉
共感しつつ，話が向かう先がはっきりしないため，トーンを上げて話を前へ進める。

C：「で，そのラノベを買ってみたの，ラノベだけど」●

〈内省：人生の振り返り〉＋〈弁明〉

T：「そりゃ，買うよねー。ラノベだっていいじゃない。というか，ラノベだからこそ，そのイラストが載ったわけでしょ？」●

〈完璧主義の修正〉
「こうじゃなきゃいけない」という信念（この場合は「進学校の学生がラノベなんて読んでちゃいけない」という完璧主義）をさりげなく修正しています。さりげなくくり返すことが積み重なっていくと，いずれ効果を発揮します。

C：「そう。それで，イラストのために買ったんだけど，せっかくだから文章も読んでみたの。ラノベだけど」●

T：「そりゃ，読むよね。読んでみたら意外と……？」●

〈内省：人生の振り返り〉＋〈弁明〉

〈信念の柔軟化〉
ここはやや固い信念を柔軟にするために，やや誘導しています。

C：「意外とおもしろかった」● ─────────── 〈信念の柔軟化〉

T：「それで？」● ─────────── 〈先を促す〉
まだ話が向かう先が見えないた
め，先を促します。

C：「今度はゲーム化された。すごくない？」● ── 〈同意を求める〉
ここでようやく話がもともとのゲー
ムのことにつながる展開が見え
てきます。思春期クライエントの
話は唐突に脈絡なく始まるように
外からは見えることが多くありま
すが，ペースを合わせながらよく
よくきいていると，クライエント
の頭の中にあるシナリオが見えて
きます。

T：「で？」●

C：「……ゲーム，してる」●

T：「……（沈黙）」

〈同意に応えない〉＋〈先を促
す〉
話の流れがゲームをしている理由
につながるシナリオが見えてきた
ため，ペースを合わせるのをやめ，
同意の求めには反応せず，声のト
ーンを下げて，冷静に先を促して
います。

〈内省：自己矛盾の認識〉

> **point！　自己矛盾を実感させる**
> ここでは沈黙により，居心地の悪さを感じてもらっていま
> す。自己矛盾は他人から指摘されると反発するだけで受け
> 入れられないため，あくまでも自分のなかから出てきた考
> えとして，自分自身で気づいてもらうことが必要です。そ
> のうえで，こうして他人の前でみずから語ってもらうこと
> で，気づかなかったふりをすることなく，直面化してもら
> っています。この瞬間が第二の山場になります。

8．向かう方向を考える（成功例）

この回の相談をどのように帰着させるか，ゴールへの道筋を考えながら対話を進めていきます。相談の終盤では，現在の生活を起点にどこへ向かっていくのかをクライエント自身に考えてもらいます。

C :「でも，私，いまの生活で困ってないから」

T :「ストレスフリーな生活，最高！　みたいな？」

C :「ストレスフリーだけど，最高かと言われると，わかんないけど」

T :「ストレスがなければ最高，というわけじゃなくて？」

C :「逆に，これでいいのかな，と思うこともあって，今度は，それがストレスな気もして……」

T :「これでいいのかな……？」

〈自己矛盾を受け入れられない〉
自己矛盾にみずから気づいたものの，受け入れられないようです。行きつ戻りつすることはよくあることですので，別の角度からアプローチします。

〈確信度の確認〉
皮肉っぽくならないよう気をつけながら，どこまでそう確信しているのか，ただ単に目の前の矛盾から目をそらして，そう思おうとしているだけなのかを確認します。

〈現状理解〉

〈内省の促し〉
「ストレスがないのがよい状態」という認識に疑問を投げかけています。

〈回避していることへの内省〉

〈オウム返し〉＋〈内省の促し〉
自分の言葉で語ってもらうことが重要なため，オウム返しだけで内省を促しています。

Ⓒ：「なんか，このままでは私，ダメになっちゃう気もするんだよね」●

Ⓣ：「ダメになっちゃうって，どういう意味？」●

Ⓒ：「勉強がヤバイ」●

Ⓣ：「勉強ね。
どうして勉強が問題だと考えたの？」●

Ⓒ：「うちの中学って中高一貫だから，
学校に行ってさえいれば，
受験なしで高校に上がれるんだよね」●

Ⓣ：「逆に，学校に行かないと……？」●

Ⓒ：「別の高校に行くしかない。
そしたら，また受験しなきゃいけない」●

Ⓣ：「最悪，
どうなっちゃう？」●

Ⓒ：「いまさら，あの受験生活には戻れない」●

〈問題の否認〉から〈問題の認識〉への変化
クライエントは自己矛盾に気づいた後，いったんは否認したものの，再び問題に直面化することに決めたようです。この転換点にみずから至ることが大切です。

〈内省の促し〉＋〈問題の明確化〉
内省を進め，言語化してもらいます。

〈具体的な問題の認識〉
クライエントによって言語化された問題は，全体的な視野から見た問題というよりは目の前の問題ですが，いきなり大きな問題に直面できるわけではありません。たとえ小さな問題であっても，具体的な問題を本人が認識することが最初のステップとして重要です。

〈問題の明確化〉＋〈内省の促し〉

〈問題の認識〉

〈問題の把握程度の確認〉

〈問題の認識〉

〈イメージの幅を広げる〉
将来についてイメージしてもらうために，極端な例を想像してもらいます。

〈イメージの幅を広げる〉
悪いほうに考えがちにはなりますが，いろいろな未来を考えられること自体は悪いことではありません。今後はよい方向にも考えられるようになっていくはずです。

T：「となると……？」●⋯⋯⋯⋯⋯⋯⋯⋯⋯⋯⋯⋯ 〈イメージの幅を広げる〉

C：「行き先なくて，最悪，中卒？」●⋯⋯⋯⋯⋯ 〈問題の認識〉

T：「そうかぁ。せっかくストレスフリーな生活になったのに，今度はそのせいで将来のことが心配になっちゃうんだ」●⋯⋯⋯⋯⋯⋯⋯⋯⋯⋯⋯⋯⋯⋯

〈現状の生活の分析〉＋〈問題の明確化〉＋〈共感〉
現状の生活を維持することのメリット，デメリットを整理します。同時にアンビバレントな思いにも共感しています。

C：「……まあ」●

T：「あなたは，ストレスからは解放されたい一方，いまのままではよくないとも思っている」●⋯⋯⋯

〈問題の認識〉

C：「……そうなんだと思う」●⋯⋯⋯⋯⋯⋯⋯⋯

〈現状認識の要約〉
前の文言と同じ内容のことを言いながらも，変化に向けて一歩進め，言い換えています。順番はこの「現状維持の思い」→「変わりたい思い」の順番にするのが大切です。「いまは何もしていないけれど，変わりたい気持ちがある」を，順番を逆にして「変わりたい気持ちがあるのに，いまは何もしていない」とすると，非難する意味合いが強くなってしまいます。

T：「そして，それを何とかしたいと思ったわけだ」●⋯⋯⋯⋯⋯⋯⋯⋯⋯⋯

〈問題の認識〉

C：「……なのかな」●⋯⋯⋯⋯⋯⋯⋯⋯⋯⋯⋯

〈本人の意思の確認〉＋〈変えようとする意思に対するポジティブ・フィードバック〉

〈行動変容への意思〉

091

T：「つまり，ストレスに参ったりせず，将来のことが心配にならない生活ができれば，ということなんだね？」●

C：「そうだけど……でも，そんなにうまくいかないと思う」●

T：「そうかな？　学校へ行くか行かないかにかかわらず，あなたが進む道はあるし，その道を見つけるお手伝いがここでできると思う」●

C：「私はムリ。私の道はもう途切れちゃっているし，元にも戻れない。
私はもうどこにも行けない」●

T：「……」●

C：「私ね，もうそれでも
いいと思ってるんだ」●

T：「どういうこと？」●

C：「そもそも，
生きていてもしょうがないと思うもん」●

〈言い換えによる明確化〉＋〈向かう方向の明確化〉
向かう方向性をわかりやすい形に言い換えます。

〈方向性への同意〉＋〈変化への疑い〉
たいてい，ポジティブな返事の後にネガティブな返事が続きます。

〈希望的展望の提示〉＋〈支援の申し出〉
現在の問題（不登校）にとらわれることなく，希望的な未来に目を受けるよう促し，そのための支援が可能なことを申し出ています。この段階で，進むべき道の入り口にうまく立てることも多くあります。

〈変化への疑い〉
まだ変化への準備が整っていない段階のようです。準備が整っていないにもかかわらずタイミングを無視して無理に背中を押すと，抵抗を引き起こすだけになり，クライエントをより頑なにさせてしまいます。

〈黙って待つ〉
このタイミングで反論しても響かないため，黙って続きを待ちます。

〈あきらめ〉

〈明確化〉
不穏な反応に気づいて，すぐに明確化します。

〈漠然とした希死念慮の表明〉

9. 危機介入（成功例）
自殺関連の話は緊急性が高いため，その時点で話を止め，介入します。

T:「生きていてもしょうがない……それって，どういう意味？」

〈冷静に受け止める〉＋〈希死念慮の確認〉
命にかかわる発言は冷静に受け止め，流してしまうことなく詳しくきいていき，リスクを評価していきます。

C:「せっかく受験していい学校に入ったのに，その学校に行ってなくて，毎日ゲームやっているだけ。気にしてくれる友だちもいない。親は最初はムリヤリ学校へ連れて行こうとして，いまは腫れ物扱い。
そんな人間，死んだほうがマシじゃない？」

〈自己評価の低さ〉＋〈漠然とした希死念慮〉
命にかかわるリスクのうち，死にたいという考えが〈希死念慮〉です。

T:「死んだほうがマシって，死にたいってこと？」

〈希死念慮の確認〉
「死んだほうがマシ」と「死にたい」はリスクの程度が異なるため，どちらなのか明確にします。

C:「……もう死にたい」

〈希死念慮〉

T:「自分で死のうとか，考える？」

〈自殺念慮の確認〉
「死にたい」（希死念慮）と「自分で死のうと考える」（自殺念慮）はリスクの程度が異なるため，どちらなのか明確にします。

C:「うん……」

〈漠然とした自殺念慮〉
自殺しようという考えが〈自殺念慮〉です。

Ｔ：「どうやって死のうとか，考える？」●‑‑‑‑‑‑‑‑‑‑‑‑‑‑‑‑‑‑‑‑‑‑‑‑　〈自殺企図の確認〉
　　　　　　　　　　　　　　　　　　　　　　　　　　　　　　　　自殺念慮があれば，それがどの程
　　　　　　　　　　　　　　　　　　　　　　　　　　　　　　　　度のリスクであるのかを評価して
Ｃ：「クスリ？」●‑‑‑‑‑‑‑‑‑‑‑‑‑‑‑‑‑‑‑‑‑‑‑‑‑‑‑‑‑‑‑‑‑‑‑‑‑　いきます。

　　　　　　　　　　　　　　　　　　　　　　　　　　　　　　‑‑　〈自殺念慮〉
Ｔ：「薬って，どんな薬？」●‑‑‑‑‑‑‑‑‑‑‑‑‑‑‑‑‑‑‑‑‑‑‑‑‑‑
　　　　　　　　　　　　　　　　　　　　　　　　　　　　　　　　〈自殺手段の明確化〉
　　　　　　　　　　　　　　　　　　　　　　　　　　　　　　　　自殺リスクを評価するために，た
Ｃ：「うちにね，去年の余った花粉症のクスリがたくさ　　　　　　　　めらわずに自殺手段を確認しま
　んあるのよね。あと，お母さんが頭痛のときにのんでい　　　　　す。また自殺リスクを評価するた
　る市販の頭痛薬」●‑‑‑‑‑‑‑‑‑‑‑‑‑‑‑‑‑‑‑‑‑‑‑‑‑‑‑‑‑‑‑　めに，自殺手段が致死的かどうか
　　　　　　　　　　　　　　　　　　　　　　　　　　　　　　　　を確認します。

Ｔ：「死にたいと思って，死のうとしたことある？」●‑‑‑‑‑　〈自殺手段〉

　　　　　　　　　　　　　　　　　　　　　　　　　　　　　　　　〈自殺企図の確認〉
Ｃ：「この前初めて，そのクスリをまとめてのんでみた」●‑‑　みずから死のうとする行動が〈自
　　　　　　　　　　　　　　　　　　　　　　　　　　　　　　　　殺企図〉です。それがあるかを確
　　　　　　　　　　　　　　　　　　　　　　　　　　　　　　　　認します。
Ｔ：「まとめてって，いくつくらい？」●‑‑‑‑‑‑‑‑‑‑‑‑‑‑‑　〈自殺企図の詳細〉

　　　　　　　　　　　　　　　　　　　　　　　　　　　　　　　　〈自殺企図の確認〉
Ｃ：「花粉症のクスリを1シート10錠くらい？　　あと，　　　　　致死的なリスクを評価します。
　頭痛薬を5錠くらい」●‑‑‑‑‑‑‑‑‑‑‑‑‑‑‑‑‑‑‑‑‑‑‑‑‑‑
　　　　　　　　　　　　　　　　　　　　　　　　　　　　　　‑‑　〈自殺企図の詳細〉
Ｔ：「のんでどうなったの？」●‑‑‑‑‑‑‑‑‑‑‑‑‑‑‑‑‑‑‑‑‑　〈自殺企図の確認〉

Ｃ：「なんか眠くなってきて，寝ちゃった。次の日，昼
　まで起きれなくて。まあ，昼に起きるのはいつものこと
　なんだけど。お腹も痛くて散々だった」●‑‑‑‑‑‑‑‑‑‑‑　〈自殺企図の詳細〉

　　　　　　　　　　　　　　　　　　　　　　　　　　　　　　‑‑　〈自殺企図の確認〉
Ｔ：「それ，いつの話？」●‑‑‑‑‑‑‑‑‑‑‑‑‑‑‑‑‑‑‑‑‑‑‑‑

Ｃ：「ちょうど1週間前？　　お母さんがここの予約を取　　　‑‑　〈自殺企図の詳細〉
　ったって言っていたころ」●‑‑‑‑‑‑‑‑‑‑‑‑‑‑‑‑‑‑‑‑‑‑

Ｔ：「また死のうとして，何かしてしまいそう？」●·············

Ｃ：「やるかもしれない。あれから，残りのクスリがどこかいっちゃったんだけど，探して見つかったらまたやるかも」●

Ｔ：「それは心配だな」●··············

Ｃ：「だって，学校行かずに毎日ゲームしてて，友達もいなければ家族にも腫れ物扱いされている人間なんて，生きてる意味なくない？」●

Ｔ：「生きている意味？　……そもそも，私はこうだから生きる意味があるんです，なんて自信をもって言える人はどれくらいいるんだろう？　まわりの人はどう？」●

Ｃ：「そんなの，わかんない。けど，みんな，悩んでなさそうで，自信ありそうで」●

〈再企図リスクの評価〉
自殺企図がすでにあるクライエントの場合，再び自殺を図るリスクがとても高くなります。ですので，再び自殺を図るつもりがあるかを，はっきりと尋ねます。

〈再企図の詳細〉

〈心配していることの表明〉
相手の行動が取り返しのつかない結果を引き起こす可能性があるときは，それに対する心配を伝えます。

〈頑なな信念〉

〈同意しない〉＋〈頑なな信念への認知的介入〉
思春期においては，自己の意思と行動の決定が重要という原則に変わりはありませんが，自殺を含む取り返しのつかない行動については，積極的な介入が必要です。p.019でも解説しているように，相手の言うことに全面的に同意することが共感ではありません。同意することで「死ぬ理由」を強化することなく，「死なないといけない」という信念に直接的に介入していきます。その際は，あなたの考えは「間違っている」などの価値判断を避け，本人が違う角度から考えられるような材料を提供します。

〈頑なな信念〉
思春期の頑なな信念は簡単には変わりません。特に直接的な介入は拒絶されることが多くあります。それでも，返してくれた言葉をきっかけに先へ進むことができます。

Ⓣ：「あなたは悩んでいて，自信がなくなっている。そのせいで，生きている意味はないと感じ，死ぬしかないと思っている」●┄┄┄┄┄┄┄┄┄

Ⓒ：「そう。だから，死ぬしかない」●┄┄┄┄┄┄

Ⓣ：「ということは，悩みがどうにかなって，自信が多少なりともついたら，死ぬ以外にも考えられるようになるということ？」●┄┄┄┄

Ⓒ：「……そんなの，ありえないし」●┄┄┄┄┄┄┄

〈認知的介入〉
思春期の論理は「死ぬしかない」など，ときに極端です。それは経験不足で他の可能性を考えられないことから来ているわけですが，クライエント自身は自分の論理（信念）が正しいと考えています。「そんなことはない」とまわりが指摘しても，大人の意見に耳を傾けられないのが思春期の特徴でもあり，頑なになりがちです。そこで，ここでは「死ぬしかない」という相手の論理を否定することなく，「原因の帰属」の変更を図っています。

〈頑なな信念〉

〈認知的介入〉
切り替えた結果を基に，「死ぬしかない」という論理に挑んでいます。

〈頑なな信念〉
直接的な介入はやはり，論理的かどうかにかかわらず，拒絶されがちです。

T：「いまは，そんなことはありえない，と思っている」

〈**認知的介入**〉
「ありえない」という信念（本人の思い込み）を，「"いま"はそう思っている」と和らげています。

C：「そう」

T：「いまはそう思っていても，この先どう考えるかはわからない？」

〈**認知的介入**〉
「死ぬしかない」という論理は生命リスクが高いため，ややしつこく挑んでいます。

C：「先のことなんて，わかるわけないじゃん」

〈**思考の放棄**〉
直接的な介入はやはり，感情的に拒絶されてしまいがちです。

T：「そう，先のことなんて誰にもわからない。未来のあなたがどう考えるかも，いまのあなたにはわからない」

〈**認知的介入**〉
こちらからの考えの押しつけだと拒絶されやすいため，相手の言った言葉を基に伝えます。自分自身の言葉であれば受け入れやすいものです。

C：「そうだけど……だから，何？」

T：「それなら，その決定は未来のあなたに委ねるのはどう？」

〈**取り返しのつかない意思決定の保留**〉
直接的な介入は拒絶されがちで，死にたい気持ちをすぐに消すことは難しそうなため，いったん保留とする方向で話を進めています。

C：「どういうこと？」

T：「未来のあなたは，きっといまのあなたより成長していて，いろいろ考えたうえで，あなたにふさわしい行動を決めてくれる。その未来のあなたを信じて，未来のあなたに決めてもらうわけ」

〈**取り返しのつかない意思決定の保留**〉
あくまでも意思決定権はクライエント自身にあることを保証しながら，かつ自殺という取り返しのつかない意思決定はしないようにアプローチしています。

Ⓒ：「よくわかんないんだけど，そしたら，いまはどうするの？」

Ⓣ：「いまは何も決めない。死ぬのも学校行くのもやめるのも，何も決めない」●‥‥‥‥‥‥‥‥‥‥‥‥‥‥‥ 〈取り返しのつかない意思決定の保留〉

Ⓒ：「何も決めない？」

Ⓣ：「そう。正確には何も決めないということだけ今回決める。その他のことは何も決めない。いったん保留，ひとやすみ」●‥‥‥‥‥‥‥‥‥‥‥‥‥‥‥‥‥‥ 〈自己決定の促し〉

決定しないことを決定することも自己決定の1つです。そのようなささやかな積み重ねで，将来的に自己決定ができるようになっていきます。

Ⓒ：「ひとやすみ……」

Ⓣ：「そう，未来の自分にまかせて，いまのあなたはひとやすみ」●‥‥‥‥‥‥‥‥‥‥‥‥‥‥‥‥‥‥‥ 〈自己決定の原則の再確認〉＋〈受容〉

自分の人生は自分で考えて決めていくものという原則を再確認のうえ，いまは考えられないくらい余裕がない状態であることを受容します。

Ⓒ：「……まあ，それならありかも」●‥‥‥‥‥‥‥

〈自己決定〉

○ **10. 向かう方向に沿った道づくり（成功例）**
相談過程で見えてきたゴールへ向かう道を考え，クライエントの行動変容につながるよう対話を帰着させます。

C：「とりあえず，2学期が始まるまでは，ひとやすみかなあ」

T：「その間，どうやって過ごそうかねえ」

C：「えー，どうしたらいい？」

T：「自分の時間だから，自分の好きでいいと思うよ」

C：「そう言われても，何も思いつかないし。私ってやっぱ，ダメなのかなぁ」

T：「大丈夫。みんな，最初そうだし」

C：「みんな……？　他の人って，そういうときどうするの？」

〈内省の促し〉
猶予期間は先延ばしではありません。単なる先延ばしでは，猶予期間が終わったときに同じ問題を引き起こすことになります。猶予期間の間にできることを考えてもらいます。

〈自己決定の回避〉
すぐに何も思いつかないのは通常の反応です。それでも自分のことについて考えることを放棄するのではなく，考えてみる試みが大切です。

〈自己決定の促し〉
自分のことは自分で考えて決める，自己決定の原則を思い出してもらいます。

〈内省の回避〉＋〈自己評価の低さ〉

〈受容〉

T : 「ほかの人のことを気にする必要はないと思うけど。……でも，知りたい？」

C : 「うん，まあ，知りたい」

T : 「いろんな時間の使い方があるみたいだよ。勉強が気になる子は，学校へは行かなくても，塾に行ったり，適応指導教室で自習したりする。好きなことに打ちこんでエネルギーを取り戻す子もいる。デイケアのような居場所を見つけて通う子もいれば，とりあえず1日1回外に出ることを日課にする子もいる」

C : 「へぇ……」

T : 「そういえば，自分で描いた絵をpixivにあげてみた，という子もいた」

C : 「で，どうだったわけ？」

T : 「うまくいったときも，そうでなかったときもあるみたい。いい味出してる，というコメントもあれば，もっと腕を鍛えてから出直してこい，というコメントもあったみたい」

C : 「やっぱ，公開処刑はきついなー」

〈助言せずに例を挙げる〉
こちらから，「こうしたら？」と助言すると，大人からの押しつけと取られて拒絶されやすいですが，同年代の同じ立場の人がどうしているかは気になるものです。同一化しやすい同じ立場の思春期が取る例を挙げることで，参考にしてもらうことができます。

〈意思の表明〉
例を挙げる場合でもこちらからいきなり提示せず，クライエントの「知りたい」という希望に基づくことで，自由意思を強化します。

〈例示〉
あくまでも情報提供としての例示にとどめています。こちらから「これがいいよ」と決めず，また，選択を強要もしません。自分で考えて選択したほうが実効性が高まる一方，言われて決めたものは長続きしません。

〈強い反応なし〉

〈例示〉
反応が薄ければ，別の例も試します。

〈反応あり〉

〈よい面と悪い面の両方を提示〉

〈外部評価への敏感さ〉

T：「でも，他の人のも見ていたら，どんなうまい人でも悪いコメントがついていたんだって。それから，悪いコメントは気にならなくなった，
いや，気にしなくなったって言ってた」

C：「ムリムリ，私には絶対ムリ。やっぱ，私には何もできない」

T：「じゃあ，ちょっと考えてみて。
もしある日の朝，目が覚めたときに，自分が転生していたことに気づいたとする。いままで悩んでいたことはいつのまにかなくなっていて，何でもできるし，時間もたっぷりある。そしたら，どうする？」

C：「それって，転生じゃなくて転移だよね？　でも，そもそも，自分がそんなキャラポジションになることなんて，考えたことないし」

T：「じゃあ，考えてみたらどうかな。もし何でもできるとしたら，どうなっていたい？　どうしたい？」

〈認知的介入〉
ここでは思春期クライエントが望みがちな100％の肯定的な評価はありえないこと，否定的な評価は回避ではなく受け入れることが重要なことを示しています。これによって伝えたいことは，自身の抱える不安などの否定的な感情についても同様に回避せずに受け入れていく必要があるということです。

〈頑なな信念〉

〈仮定に基づく質問〉
ちょっと極端な仮定で，視野を広げて考えてもらいます。これは，「ミラクル・クエスチョン」というものです。思春期クライエントは考え慣れしていないため，いろいろなアプローチで考えてもらうことが必要です。

〈実現したい自己イメージに目を向ける〉
視野を広げて，実現したい自己イメージに目を向けてもらいます。

point!　アクセプタンスとコミットメント
セラピストはここで〈認知的介入〉を行っています。否定的な感情を受け入れ（アクセプタンス），自分にとって大切な行動をとっていくこと（コミットメント）が，思春期では重要になります。これが本書のベースにある，文脈的認知行動療法と呼ばれる，アクセプタンス＆コミットメント・セラピーの考え方です。

Ｃ：「どうって，言われても……」●┄┄┄┄┄┄┄┄┄┄┄●〈意思決定へのステップ〉

Ｔ：「……（待つ）」●┄┄┄┄┄┄┄┄┄┄┄┄┄┄┄┄┄●〈意思決定へのステップ〉
時間をとり，考えてみてもらいます。

Ｃ：「どう言えばいいの？　たとえば？」●┄┄┄┄●〈意思決定へのステップ〉
時間を取って考えても，考えが出てこなければ，別のアプローチを試みます。

Ｔ：「たとえば……うーん，朝目が覚めたらスライムに転生していて，300年したらいつのまにかレベルMAXになっていたらいいな，とか？」●┄┄┄●〈あえて答えを提示しない〉＋〈直面化の抵抗を和らげる〉
答えは提示せず，あくまでも自分で考えてもらいます。その際に，仮定の話や極論で不安への直面化の抵抗を和らげ，思考のハードルを下げています。

Ｃ：「それ，2つの話が混ざってるじゃん！」●┄┄┄●〈意思決定へのステップ〉
笑いで緊張がほぐれれば，考えやすくなります。

Ｔ：「……（待つ）」●┄┄┄┄┄┄┄┄┄┄┄┄┄┄┄┄┄●〈意思決定へのステップ〉
時間をとり，考えてみてもらうことが大切です。

Ｃ：「なんかさー，転生したらレベルMAXとか，チートくさくない？」●┄┄┄┄┄┄┄┄┄┄┄●〈意思決定へのステップ〉
思考回避から脱却し，考え始めています。

Ｔ：「チートは，なしなんだ」●┄┄┄┄┄┄┄┄┄┄●〈価値観の把握〉
価値に対する思考へ発展しています。

Ｃ：「なしだわ。『俺TUEEE系』とか，『チーレム系』とかさ，めっちゃひくわ」●┄┄┄┄┄┄┄┄●〈価値観の明確化〉

---

point!　「価値および価値に基づいた行動」

思春期クライエントが自分の生きる方向性を定め，それに向かって行動を起こすときには，クライエント自身がもつ「価値」の存在が欠かせません。この場面でセラピストは対話をとおして，クライエントがもつ「価値」の言語化を図っています。これはセラピストの重要な役割の1つです。詳細はPART4のp.116を参照してください。

Ｔ：「なるほど，なるほど。そういうのって，何が足りないんだろうね？」●‥‥‥‥‥

〈価値観の明確化〉
何気ない話題から，価値（自分が大切と考えるもの）へと視点を向けさせています。

Ｃ：「だってさ，それって生まれつき強さが決まってるってこと？
そんなのおもしろくもなんともないじゃん」●

〈価値観の明確化〉

Ｔ：「そんな設定は，ナシなんだね。じゃあ，あなたが書くとしたら，どんなお話を書くんだろう？」●‥

〈価値観の明確化〉＋〈メタ認知化〉
自分のもつ価値観を俯瞰してもらいます。

Ｃ：「えっ，私がお話を書くとしたら？　そうだなあ……もっと，なんていうか，何をやってもうまくいかないし，それで凹みまくる主人公なんだけど，弱さを抱えながらも他人の言いなりにはならず，何とか生き延びていく，みたいな？　なんか，自分で言っていてよくわかんなくなってきちゃった」●

〈価値の自覚と言語化〉

Ｔ：「なるほど。人生そんなに都合よくはいかないし，理不尽な不幸にも見舞われるけれど，自分のなかの大切なものまで失うわけではないという感じ？」●‥‥‥

〈価値に沿った行動の先にあるものを示唆〉

〈価値観の明確化〉

Ｃ：「なんか，そんな感じ」●

〈価値の把握〉＋〈価値の強化〉
自分の感じている価値は言語化されるまで，なかなか自分で認識できないものです。他人（セラピスト）が言語化することで，自覚することができるようになります。

Ｔ：「へぇ。そういうもののほうが心に響く感じがするな。もう少し詳しく語ってくれない？」●‥‥‥

Ｃ：「説明しろと言われると，逆によくわかんない」●‥

〈価値の明確化〉
自分で言語化してもらうことによって価値の強化を図ることができます。

T：「そうなの？ 『小説家になろう』にアップしてるって話をしてくれたけれど，前に小説に書いたりしたことがあったりしない？」━━━━━ 〈価値の言語化による強化〉

C：「……ある」 ━━━━━ 〈過去の成功体験の想起〉

T：「そのときは，どうして書けたの？」

C：「なんでだろ……。時間があったからかな？」━━━━━ 〈価値観の明確化〉

T：「時間か。時間って大切だよね。
時間があれば大切なことができるけれど，
ないと大切なことができないままに
終わってしまうものね。
いまは，どうなんだろうな？」━━━━━

〈自分のもっているリソースの把握〉
自分には何もないと思っている思春期には，自分の持っているリソースを自覚してもらうことが役立ちます。

C：「時間……だけはあるかな」━━━━━

〈意思決定へのステップ〉
自分の価値観と自分のリソースを自覚してもらったら，こちらから提案せず時間を取り，その間に自分でやりたいことを考えてもらいます。

T：「……（待つ）」━━━━━

C：「……書いてみようかな？」━━━━━ 〈自身による意思決定〉

T：「書く……？」

〈価値と行動を結びつける〉
本人にとっての価値と行動が結びつくと，それは行動を起こすための内的な動機となります。内的な動機を自覚しないまま，「こうしないといけない」という外的な要因から行動決定に至っても，「やってみます」というだけで実行に移さないことになります。外的なプレッシャーや助言では前に進めませんので，内的な動機を醸成するのが大切です。

C：「うん。私だけのお話」

T：「それ，いいね。あなたがどんなものを書くのか，ぜひ知りたい」━━━━━

C：「でも，私だけの話だからね。『小説家になろう』にアップするのはムリ。絶対，公開処刑される」●

T：「みんなに見てもらうのが目的じゃないんだから，それは別にしなくていいんじゃない？」●

C：「じゃあ，どうしたらいいの？」●

T：「どうしたらいいんだろうね？」●

C：「そんなこと言われても……」●

T：「最初の一歩として，何があるだろう？」●

〈自尊心の低さ〉

〈手段と目的の混同を避ける〉＋〈ハードルを下げる〉
思春期クライエントは始めることなく，すぐにあきらめがちです。とりあえず前へ進むことが大切なので，最初の一歩を踏み出せるようハードルを下げます。

〈自律心の乏しさ〉
最初は意思決定を行動計画につなげられないのが当然なので，その力をつけていくサポートをしていきます。

〈意思決定を行動計画につなげる〉
意思決定を行動計画につなげるには，たとえこちらが答えをもっており，助言できるとしても，本人に考えてもらうことが大切です。同じ計画であっても，他人から言われたものと，自分で考えたものとでは，取り組む意欲も成功する可能性も大いに違います。

〈自律心の乏しさ〉

〈意思決定を行動計画につなげる〉
自分の行動を自分で計画してもらうことが重要ですので，そのためにどのように考えていけばよいか，サポートします。

Ⓒ：「アップは考えないとして，とりあえず書いてみる
とか……？」●・・・・・・・・・・・・・・・・・・・・・・・・・・・・・・

〈意思決定を行動計画につなげ
る〉

Ⓣ：「いいね。そのためには，
まずどうすればいいんだろう？」●・・・・・・・・・・・・・・・

〈スモールステップ化〉
目標までのステップを細かく刻む
ことで，一歩を踏み出しやすくな
ります。

Ⓒ：「まずはプロット？　それともキャラ設定？　いや，
違うな。まずはアイデア出しかなあ」●・・・・・・・・・・・・

〈スモールステップ化〉

Ⓣ：「アイデア出しか，最初に取りかかるのに，よさそ
うだね。そのことについて，できそうというのが10点，
絶対ムリというのが0点としたら，
どのくらいの点数になるのだろう？」●・・・・・・・・・・・

〈行動計画を強化〉＋〈自信の
把握（スケール化）〉

〈自信のスケール化〉

Ⓒ：「うーん……4点くらい？」●・・・・・・・・・・・・・・・・・・

〈自己効力感の向上〉＋〈自信の
根拠の明確化〉
「10点に比べて△点足りない」で
はなく「0点に比べて△点もある」
と，プラスの側面を見るのが大切
です。プラスの面を見ることで自
己効力感が増します。

Ⓣ：「1点とか2点じゃないんだ？
可能性はゼロじゃないってこと？」●・・・・・・・・・・・・・

Ⓒ：「まあ，少なくとも頭の中では，やろうかな，って
考えているし」●・・・・・・・・・・・・・・・・・・・・・・・・・・・・・・・

〈自己効力感の向上〉

Ⓣ：「そうだよね。行動を起こすには，まずそれを始め
るということを考えるのが，第一歩だものね」●・・・・・・

〈行動化の強化〉

Ⓣ：「ところで，それって，どんなことがあれば，5点く
らいの自信になるんだろう？」●・・・・・・・・・・・・・・・・・

〈自己効力感向上のための方法
検討〉

Ⓒ：「うーん，とりあえず，今日帰ったら，アイデアを1
つ考えてみる，とか？」●・・・・・・・・・・・・・・・・・・・・・・・

〈自己効力感向上のための方法
検討〉

T：「うんうん。あなたの考えるアイデア，興味あるなあ。どんなこと考えたのか，今度ぜひ教えてほしいな」•⋯⋯

〈相手の価値観を知ることへの興味を示す〉

〈OKサイン〉

C：「まあ，いいけど……思いついたらだけど」•

T：「あらためてだけれど，ここでは，あなたがこうしたいと思えるものを一緒に探して，そのために行動できるよう，お手伝いできると思う。もしあなたがよかったらだけど，また次の機会に，あなたの考えたことを教えてもらえるかな？」•

〈治療構造の説明〉＋〈自立の支援〉＋〈協働機会の探索〉
提案は押しつけではなく，受け入れない余地を残して提案します。本人には提案を受け入れる自由も受け入れない自由もあり，それを自分で決定することが重要です。

C：「別にいいけど，私，別におもしろい話できないよ」•⋯⋯〈OKサイン〉

T：「いや，別におもしろい話をしなくていいし。今日のあなたの話はそのままで十分興味深かったし。よかったら，またここに来て，話をきかせてくれる？」•

〈次へつなげる〉

〈OKサイン〉

C：「いいけど」•

〈自己意思決定の誘い〉

T：「次回，いつだったら来てもいいかなって思う？」•

〈自己意思決定と行動の宣言〉
思春期の自律・自立においては，ささやかな自己決定（選択と実行）を積み重ねることが重要です。目標を共有し，それに向けて行動することが協働ですが，その際，現実的な目標を共有することも大切です。焦って「学校へ行くこと」などを設定しては，相手の同意が得られません。あまり先の大きなことをさせようとすると一歩も動けなくなるので，まずは身近な一歩から始めましょう。今回の例では，アイデアを考えてきて来週の同じ時間にまた相談に来る，ということを本人が決定しました。

C：「来週の同じ時間なら来れると思う。学校行かないから暇だし」•

後日談

　1週間後。親に連れられてではなく，1人でやってきた彼女の姿がありました。言葉少なに，1人で慣れない受付手続きをする彼女の表情は，相変わらずムスッとしていましたが，そこに初回よりも明らかにしっかりとした目つきをセラピストは見たのでした。

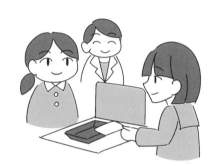

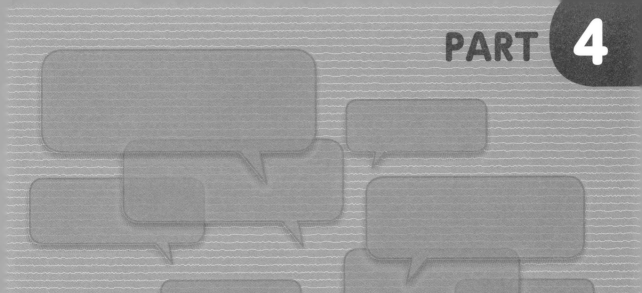

PART 4

カウンセリングの
理論的背景

PART3（成功例）の重要局面を理論的に振り返る

はじめに

　PART4では，PART3（成功例）で示した一連の対話のなかから，重要局面をピックアップして，文脈的認知行動療法による理論的背景を解説していきます。認知行動療法とは，三項随伴性（p.021）をはじめとした学習理論に基づき，科学的検証を経て確立された原理や手続きにより，不適応な行動（認知といった内的事象も含む）を変化させ，適応的な行動を身につけていく療法です。

　本書では，第一世代（条件づけに基づく行動療法），第二世代（情報処理モデルに基づく認知療法）に続く，第三世代の認知行動療法を主に扱っています。第三世代の認知行動療法の特徴は，「内容」「形態」よりも，「文脈」「機能」に焦点をあてたことにあり，そのため文脈的認知行動療法とも呼ばれます。従来の認知行動療法が内容（コンテンツ）への介入を重視し，認知の内容の変容を図るのに対し，文脈的認知行動療法では文脈（コンテクスト）への介入を重視し，認知の機能そのものを変容していきます（機能的文脈主義）。

　機能的文脈主義とは，文脈（環境などの「状況的文脈」およびその行動に至る経緯などの「歴史的文脈」）において，事象に対する「予測」と「影響」に機能することを真理とする科学哲学です。機能する（役立つ）ことを重視することから，哲学の中でもプラグマティズム（実用主義）に位置します。機能的文脈主義では，考えといった心を含む行動を「文脈のなかでの行為」として環境との相互作用（文脈）のなかで捉え，それが文脈の中でどう機能するかに注目します。機能的文脈主義は，確立された原理や手続きにより行動を正確に予測し，行動に効果的に影響を与えることを目標としています。その目標は，ACTにおいては自分の価値に動機づけられた生き方をすること，つまりは有意義な人生を送るためとなります。

文脈における内容と機能 (p.061)

C：「まあ，たまには」

T：「そうなんだ。どこに行ったりするの？」

C：「……御徒町のユザワヤとか」

T：「ユザワヤかぁ。ユザワヤって，何でもあっていいよね。何買ったりするの？」

C：「……レジン液。あそこの大きいから」

T：「ああ，あの黒いボトルのやつかぁ」

C：「そう，それ。今日，帰りに寄ることにしてる」

　「思春期クライエントの話の内容が理解できない。この本で話されている内容もいったい何の話なんだか……」と思っていませんか。まったく問題ありません。なぜならば，私たち支援者が理解すべきは，話される内容（コンテンツ）ではなく，話される文脈（コンテクスト）だからです。この場面のやり取りにおいても，セラピストが注意を向けているのはクライエントの興味の対象（ユザワヤのレジン液）であると同時に，来所するという行動がクライエントにどういう機能をもつか，という文脈です。今回の文脈では，次の随伴性モデルを想定（ABC分析）し，行動活性化につながるという見込みのもとでセラピストは反応を返しています。

先行刺激 (Antecedent：A)	▶	行動 (Behavior：B)	▶	結果 (Consequence：C)
親が手配した来所相談	▶	本人が来所する	▶	帰りにレジン液を買っていく

▶そしておそらくはレジンクラフトをする

さらには，この後，好きなラノベ作品の説明をしてもらっているのも，内容を知りたいという以上に，それがクライエントの文脈においてどういう意味（機能）をもつかを理解したいからです。言葉（行動）の機能を理解するためには，まずはそれを取り巻く文脈を捉えましょう。

文脈における選択的強化 (p.070)

C：（語ってもらう）「〜で，最後に，前世では無職のひきこもりのまま死んだ主人公が，異世界ではちゃんと死んでいくの」

T：「おぉ，説明がとてもわかりやすい。読みたくなってきたよ。今度，読んでみよう。本屋にあるかな？」

対話のなかで基本となるのが，セラピストの働きかけにより，クライエントの行動が維持され増加していく「正の強化」です。ここで，セラピストが言葉などで返す反応が「強化子」です。強化子はいずれクライエント自身が内在化していくことになりますが，そこに至る支援を行うのがセラピストの大事な役割です。

セラピストはクライエントの話を中立的にきいているわけではありません。たとえ中立的であろうとしても，セラピストの返す相槌やうなずきなど，非言語的

なものも含め，ささやかに見える反応までもがすべて強化子となります。それによってクライエントが話す内容は変わってきますし，相談後のクライエントの行動も変わっていきます。これは言語条件づけと呼ばれます。強化はセラピストが意図しているかどうかに関係なく自然と生じますので，クライエントの行動が適応的な行動になるのか，あるいは不適応な行動になるのか，それはセラピストが示す反応に左右されるということにセラピスト自身が自覚的になる必要があります。たとえば，「そうだよね」という相槌は使いやすい般性強化子ですが，PART2の「失敗例」p.033にて示しているように，無自覚に返すと，「相談に来ても時間の無駄，ゲームしていたほうがいい」という不適応行動を強化してしまいます。

　強化子が効果的に機能するには，時間的に近接している必要があります。つまり，すぐに強化されること（即時強化）が有効ということです。人は誰でも時間的に離れた将来のよいことよりも，すぐ起こる快を求める性質がありますが（例：体によくないと知りつつも目の前の不健康なお菓子を食べてしまう，次の日の仕事に響くとわかっていながら，いまの楽しみを求めて飲みに行ってしまう），長期的視野をもちにくい思春期クライエントでは特にそうです（例：明日テストがあるのにゲームをしてしまう）。それもあって，クライエントの話すことにその場ですぐに反応を示すことが大切です。

　この場面では，「クライエントの説明の仕方がわかりやすい」ということをセラピストは強化しています。微妙な違いに思えるかもしれませんが，ラノベの話をおもしろそうと肯定しているわけでも，ラノベを読んでいるという行動を強化しているわけでもありません。あくまでも，クライエントのコミュニケーション能力を選択的に強化しています。

　この選択的に強化するというのが，一般的な無条件の「傾聴・共感・受容」と異なる点です。というのも，思春期クライエントは往々にして，問題行動とみなされる，不登校・ひきこもり・自傷・過食・暴力といった不適応行動を抱えています。そこで，そういった不適応行動を弱化しつつ，適応的な行動を選択的に強化していく，「分化強化」が欠かせません。

かといって，強化を狙ったわざとらしい反応は逆効果となることもあります。たとえば，不登校のクライエントが学校に登校できた場合，「すごい，お祝いしなきゃ！」などとセラピストがあまり大げさにほめると，クライエントは「わざとらしい」「そうやって学校に行かせようとしている」などと見透かしてしまい，強化されるどころか，弱化されかねません。思春期は，ほめれば動く子どもではないのです。また，興味をもっていないにもかかわらず，思春期の話題に合わせて「おもしろそうだね！」と言うのもしらじらしいでしょう。クライエントの考えや行動に心から関心をもち，自然な反応を返し，自然に強化することが肝要です。

　こういった話をすると，「とにかくほめればいいんですね」となるかもしれませんが，ほめることと強化することは違います。たとえば，パーソナルな関係における文脈では「かわいいね」というほめ言葉に意味があるかもしれませんが，支援関係における文脈ではその言葉は何かしらの適応的な行動を強化するものではなく，治療的な意味をもちえません。下手をすれば，「ハァ？」と返され，クライエントの相談行動を弱化（二度と来てくれなくなる）しかねません。

　何が強化子になるかは文脈によって大きく変わってきます。ポジティブなフィードバックを返せば強化子になるわけではありません。セラピストが返す反応が，クライエントの適応行動を増やすことで初めて，それは強化子だったと言えるのです。逆に，いくらポジティブ・フィードバックを返しても，それが行動変容につながっていなければ，それは強化子として機能していないわけであり，反応の返し方を修正する必要があります。セラピストはみずからの返す反応の表面的な要素ではなく，実際に果たす機能について，意識的になる必要があります。

　また，毎回同じような強化をしていると強化子としての機能が薄れていきますので（例：学校に毎日登校できるようになった生徒に毎回喜びを見せても次第に反応してくれなくなる），強化子の提示を減らしていくことも必要です。間欠強化といって，強化子を毎回は提示しないほうがかえって強化が強まることもわかっています。すでに定着した行動に対しての強化子の提示を減らすとともに，今度は強化を次の行動レベルに用いるようにし，クライエントが次のステップへ進

めるように支援していきます（例：保健室登校ができるようになったら，次は教室登校へ向けて強化していく）。これは「シェイピング」と呼ばれます。

　最後に，正の強化は不適応行動を減らし，適応行動を増やす「手段」ではありません。クライエント自身が自分にとっての「価値」（後述）ある行動のために，正の強化による良循環をつくっていけるよう，それを内在化していく，「目的」そのものなのです。

体験の回避（p.086）

> Ⓣ：「じゃあ，ゲームがいましかできない，やりたいことなんだ？」

　不登校やひきこもりをはじめとして，不快な感情を回避する「体験の回避」は相談場面でよく見られる現象です。不登校やひきこもりが維持される背景には，外に出ないことで不安を感じなくて済むという「負の強化」が働いています。そうしてひきこもって体験を回避していると，不安を感じなくて済む一方，適切な強化を日常生活から受けることができません。本来ならば，日常生活において感じられる「自分にはこんなことができた」，「生きていてよかった」といった体験に触れることがなく，それによる強化を受けることができないのです。

　そんなときには，体験の回避ではうまくいかないことを認識してもらう必要があります。これが代表的な文脈的認知行動療法であるACTにおける「創造的絶望」です。それを経て，自分がいまどのように感じているのか，どうしたいと考えているのかを認識し（「プロセスとしての自己」），自分という存在を俯瞰することができるようになります（「文脈としての自己」）。

価値および価値に基づいた行動 (p.102～103)

Ⓒ：「なんかさー，転生したらレベルMAXとか，チートくさくない？」

Ⓣ：「チートは，なしなんだ」

Ⓒ：「なしだわ。『俺TUEEE系』とか，『チーレム系』とかさ，めっちゃひくわ」

Ⓣ：「なるほど，なるほど。そういうのって，何が足りないんだろうね？」

Ⓒ：「だってさ，それって生まれつき強さが決まってるってこと？　そんなのおもしろくもなんともないじゃん」

Ⓣ：「そんな設定は，ナシなんだね。じゃあ，あなたが書くとしたら，どんなお話を書くんだろう？」

Ⓒ：「えっ，私がお話を書くとしたら？　そうだなあ……もっと，なんていうか，何をやってもうまくいかないし，それで凹みまくる主人公なんだけど，弱さを抱えながらも他人の言いなりにはならず，何とか生き延びていく，みたいな？　なんか，自分で言っていてよくわかんなくなってきちゃった」

Ⓣ：「なるほど。人生そんなに都合よくはいかないし，理不尽な不幸にも見舞われるけれど，自分のなかの大切なものまで失うわけではないという感じ？」

Ⓒ：「なんか，そんな感じ」

Ⓣ：「へぇ。そういうもののほうが心に響く感じがするな。もう少し詳しく語ってくれない？」

この場面における対話は内容（コンテンツ）としては単なるラノベの感想ですが，文脈（コンテクスト）における機能として，とても大事な「価値」を含んでいます（強調しますが，理解しなければならないのは内容ではなく文脈です）。

「価値」はACTで重視される概念ですが，自分が大切にしていることであり，自分が生きる方向性を示すものです。セラピストはここで，クライエントの「体験の回避」を弱化し，価値に基づく行動を強化しています。価値を言語化することをとおして明確化することで，それに基づく行動の動機づけが高まります（言語的確立操作）。自分の価値に動機づけられた生き方を後押しすることが相談の目的であり，ここではそれをセラピストが支援していますが，やがては，自覚化された価値そのものがクライエント自身の行動を強化していくことになります。こういった内容をクライエントとのなにげない対話のなかからていねいに拾い上げ，行動変容につなげていくのがセラピストの役割です。

なお，注意が必要なのは，この場面において，セラピストはクライエントがラノベ作家として生きていけるよう，このように言っているわけではありません。価値の作業において大切なのはゴールではなく，プロセスです。「ラノベ作家になる」というのはゴールであって，プロセスではありません。生きがいを感じて続けられる行動が価値なのです。このクライエントにとって小説を書くというのは自身の価値に基づいた行動であり，その結果として作家になれなくても，あるいは誰に見られることもなくても，それ自体でとても意義ある行動なのです。

ここでは小説を書くことを勧めていますが，あくまでも，文脈における機能を考えることが大切です。このクライエントの文脈において，それが強化子として機能すると考えられたからこそ，このようなかかわりになっているのです。ここに至る一見して雑談のような対話は，それを見極めるために必要だったのです。

思春期の支援においては，クライエントがどのような文脈で生きているのかを対話を通じて理解することが欠かせません。あなたも，思春期クライエントが生きる文脈を理解し，その文脈において機能する言葉を用いた対話によって，悩める思春期クライエントをよりよく支援していくことができるでしょう。

本書のおわりにあたって

　「思春期の気持ちがわからない」，そんなぼやきがきこえてきます。「そうだよね」とうなずきたくなると思いますが，よくよく考えてみると，これってなんだか不思議なことではないでしょうか？　「男の気持ちがわからない」，「女の気持ちがわからない」，「親の気持ちが……，外国人の気持ちが……，病気の人の気持ちが……」，人は人の気持ちがわからないと言い，しまいには「他人の気持ちなんてわからない」となってしまいます。

　しかし，思春期の気持ちのわからなさをそれらと同列に扱うわけにはいきません。というのも，思春期というのは私たちがその気持ちを想像できない見知らぬ誰かではなく，かつての自分そのものだからです。そう，誰もがかつては思春期だったにもかかわらず，その気持ちが大人になったいまわからないでいます。当時の自分のことを思い出せば，自分が思春期だった頃の気持ちがわかるかというと，実はそうでもないのです。いや，「昔，自分のときはこうだった」と子どもに論す方もいるかもしれません。しかし，自分が思春期の頃について覚えているのは，あくまでも「何をやっていたか」であって，「どのように感じていたか」については，「なんとなく楽しかった，つらかった」という感覚はあっても，詳細は覚えていないのではないでしょうか？

　そんなことを自分の過去を思い出しながら思うのです。私自身，小学校5年生のときに学校へ行ってない時期があったのですが（当時は不登校ではなく登校拒否と呼ばれていました），きっかけは覚えているものの（関西から転校してきて関西弁を笑われた），学校に行かなかった自分の気持ちは「嫌だった」としか思い出せないというのが正直なところです。さらにいえば，どうやって再び登校するようになったのかも覚えていません（ただ，いまでいうフリースクールのようなところにしばらく通っていたことを，そのときできた怪我を見ると思い出します）。

　ならば，そんな自分なら不登校の思春期の人の気持ちがわかるかといえば，正直なところわかりません。それどころか，身近な人の気持ちもわかってはいません。私には2人の弟がいますが（いましたが），思春期のまま人生を終えた上の弟が何を考えてそういう選択をしたのかはわからないままだし，思春期を迎えることのなかった下の弟の考えも一切わかりません。

　そういった事情があって私は思春期専門の道へ進んだつもりもないのですが，その後もいろいろな出来事が自分の方向性（本書で述べてきたACTにおける価値）を描き出していった気がします。たとえば，2011（平成23）年の東日本大震災。当時，宮城県東松島市で活動していた私は，津波で両親を失い，言葉まで失って何も話さなくなった小さな姉妹に何もできませんでした。いまならばまったく話さない思春期への対応にも動揺せずに済むものの，当時はどうすればよいのかがわかりませんでした。それでも，何度目かの訪問診療時，彼女たちが折った折り鶴を黙って私にくれたときには，何かが通じたような気がしたものでした。

　そういったさまざまな出来事（本文中で詳述するABC分析のC）が，私の生きる文脈においてはさまざまな機能をもっていたのだろうと，いまになって思うのです。そして，この本を目にするという先行刺激（A）を受けたあなたが，この本を手に取るという行動（B）を選択し，それによって生じた結果（C）が，あなたの文脈において何らかの機能を果たし，あなたの価値に基づく行動に役立つことを願ってやみません。

細川大雅

文脈的認知行動療法に基づいて専門医が教える
思春期の行動を引き出す対話法

2023年3月10日　第1版第1刷発行

著　者　細川大雅
発行者　水野慶三
発行所　株式会社 精神看護出版
　　　　〒140-0001　東京都品川区北品川1-13-10 ストークビル北品川5F
　　　　TEL 03-5715-3545　FAX 03-5715-3546
　　　　https://www.seishinkango.co.jp/
印刷　株式会社スキルプリネット
表紙　浅井 健　　本文デザイン　田中律子
イラスト　緒方 優（ストレスケア東京上野駅前クリニック 医師）